詳説 精神科看護ガイドライン

特例社団法人日本精神科看護技術協会監修

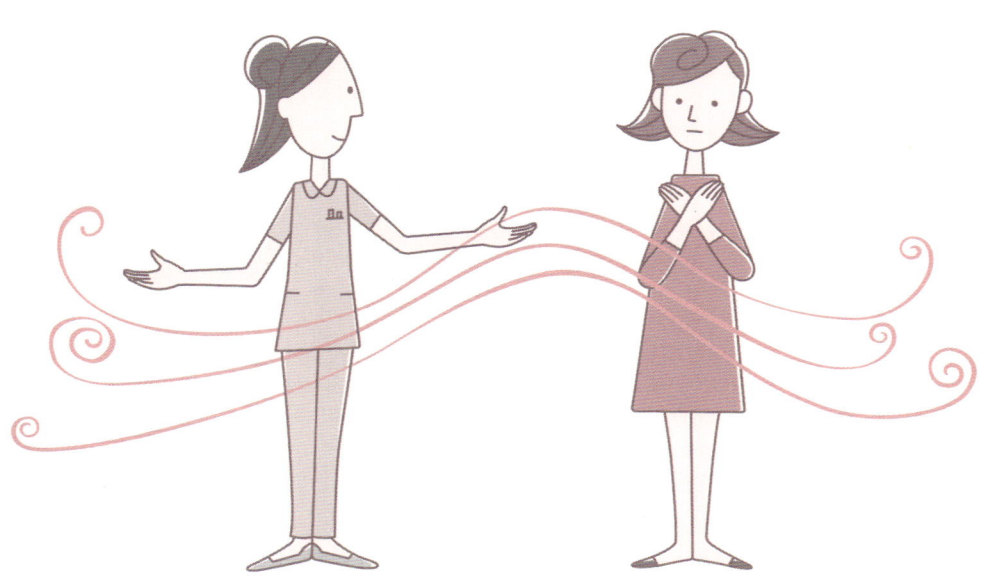

精神看護出版

執筆者一覧 (五十音順)

東　美奈子	株式会社 Retice 訪問看護ステーション Relisa 管理者　精神科認定看護師
安保　寛明	山形県立保健医療大学大学院保健医療学研究科准教授
石川　桂美	医療法人久盛会秋田緑ヶ丘病院副看護部長
上田　綾子	ケアセンターまなて看護師
内嶋　順一	みなと横浜法律事務所　弁護士
遠藤　太	帝京大学医療技術学部看護学科准教授　精神看護専門看護師
岡部　英子	地方独立行政法人大阪府立病院機構大阪府立精神医療センター　精神看護専門看護師
岡本　典子	常葉大学健康科学部看護学科講師
甲斐　麻里	一般財団法人仁明会仁明会病院看護部長
川田　和人	社会医療法人財団松原愛育会松原病院医療支援局医療部長兼副看護部長
吉川　隆博	東海大学健康科学部看護学科准教授
工藤　正志	医療法人久盛会秋田緑ヶ丘病院看護部長
国本　京美	公益財団法人浅香山病院副院長・看護部長
須田　幸治	医療法人松崎病院豊橋こころのケアセンター副看護部長
砂道　大介	医療法人社団翠会陽和病院看護副部長
千　英樹	藤の木病院副主任
高田　久美	南部町国民健康保険西伯病院地域在宅医療部看護師長　精神科認定看護師
高橋　寿義	社団医療法人報昌会本舘病院看護部長
千葉　信子	たんぽぽ訪問看護統括所長
辻脇　邦彦	東都医療大学ヒューマンケア学部看護学科准教授
土屋　徹	office 夢風舎舎長 フリーランスナース＆ソーシャルワーカー
西　豊子	元 医療法人和光会一本松すずかけ病院看護部長
福田　晶子	JA 三重厚生連鈴鹿厚生病院副看護部長　精神科認定看護師
松岡　裕美	東京医科歯科大学医学部附属病院看護部　精神看護専門看護師
松永　晃	元 公益財団法人報恩会石崎病院看護部長
南　敦司	特定医療法人北仁会旭山病院看護師長
南方　英夫	JA 長野厚生連北アルプス医療センターあづみ病院こころのホスピタル看護部長
宮本　真巳	亀田医療大学看護学部教授
武藤　教志	宝塚市立病院　精神看護専門看護師
村上　茂	梅花女子大学看護保健学部看護学科准教授　精神看護専門看護師
森脇　崇	医療法人社団ハートランドハローケア訪問看護ステーションしぎさん　精神科認定看護師
吉浜　文洋	佛教大学保健医療技術学部看護学科教授

『精神科看護ガイドライン 2011』
編集・執筆：特例社団法人日本精神科看護技術協会政策・業務委員会
　委員長　吉浜　文洋（元 神奈川県立保健福祉大学保健福祉学部看護学科）
　　　　　岩下由美子（元 公益社団法人大阪府看護協会ナースセンター事業所）
　　　　　工藤　正志（医療法人久盛会秋田緑ヶ丘病院）
　　　　　高橋　寿義（社団医療法人報昌会本舘病院）
　　　　　松永　晃（元 公益財団法人報恩会石崎病院）
　　　　　南方　英夫（JA 長野厚生連北アルプス医療センターあづみ病院こころのホスピタル）

＊社団法人日本精神科看護技術協会は，2014年4月1日より一般社団法人日本精神科看護協会に名称が変更になりました。

はじめに

　特例社団法人日本精神科看護技術協会（以下、日精看）では、1999年発行の「精神科看護業務指針'99」以来、2001年、2003年と業務指針を改定してきました。2005年には、はじめて「精神科看護基準」を発刊しています。この年は、「指針」は作成されていません。そして、2007年には「指針」の改定がなされています。

　このように、日精看は、1999年以来、「精神科看護指針」「精神科看護基準」を2年ごとに改定あるいは作成してきたわけです。2年間隔で「指針」と「基準」を交互に改定するということも検討されたのですが、2011年はそのどちらでもなく「精神科看護ガイドライン」の作成ということになりました。これまでの慣行を変更してなぜ「ガイドライン」なのかについて説明しておきます。

　看護の世界では、「看護業務指針」「看護基準」「看護手順」と階層的に業務を整理することが一般的でした。「指針」は方向性を示すわけですから、望ましいあり方、方針を明示することになります。現在の精神科看護のめざさなければならない水準を明らかにし、「どの精神科施設でも実現できているとまではいえないが、こういう考え方で、このレベルをめざさなければならない」という、その方向性を示したのが「精神科看護業務指針」です。

　一方、「基準」は、比べるための指標となる目安です。「どの精神科施設であってもここまでは到達可能なはずであり、この基準を満たしていなければならない」という精神科看護実践のスタンダードを示したのが、「精神科看護基準」です。もし、この基準を満たしていないとすれば、その基準に到達するための努力が要求されます。

　「ガイドライン」は辞書的には、「政策の指針」「指導目標」を示した文書をさします。改定を重ねてきた「精神科看護業務指針」、そして2005年に1回だけ作成された「精神科看護基準」。本来、「指針」があり、それに照らして「基準」がつくられるはずなのですが、これまで作成、改定された両者を比べてみても、そのような関係にはなっていません。そもそも、精神科看護の場合、「指針」と「基準」を区別して表現することは困難です。それに、精神科看護の多くの領域はケアのスタンダードが示せるほど論議が深まっていないということもあります。あえて

両者を区別する必要もないだろうということで,「指針」に大きく傾いてはいますが,「基準」的な要素も含んだ「ガイドライン」という呼称を採用することになったのです。

2011年9月現在,「障がい者制度改革推進会議」や「新たな地域精神保健医療体制の構築に向けた検討チーム」において障害者基本法,障害者自立支援法,精神保健福祉法等の改正に向けた議論が展開されています。全国28か所での精神障害者アウトリーチ支援事業も始まります。このような大きく政策が変わっていく可能性のある時代状況を見据えつつ,政策・業務委員会が中心となり『精神科看護ガイドライン2011（冊子版)』は作成されました。このガイドラインでは日精看の精神科看護の定義を枠組みとして基本的な考え方を整理し,課題であった看護記録,代理行為,看護者への学習支援,臨床研究について臨床の現実に即した方向性を示しました。

そして本書『詳説 精神科看護ガイドライン』は,『精神科看護ガイドライン2011（冊子版)』の「基本的な考え方と各論」で触れた内容についての詳細な説明（Advance・Q&A）と「事例」を追加し,各項目をより多面的にとらえられるように編集しました。

ガイドには,案内や手引きという意味があります。この『詳説・精神科看護ガイドライン』は各施設の看護業務の見直し,あるいは院内教育に際しその枠組みを提供する役割を果たせるものと自負しています。しかし,「基本的な考え方」と各論については政策・業務委員会のみならず理事会や学会などでも点検,検討を重ねてきたとはいえ,まださまざまな意見があると思います。この本書を活用していただき,次回改定のために意見を寄せてくださるようお願いいたします。

なお,冊子版発刊後に気づいたわかりにくい表現,不適切な箇所などを最小限に訂正していることをお断りしておきたい。

2011年9月
特例社団法人日本精神科看護技術協会　吉浜文洋

本書の構成

❶ 本書は【基本的考え方と各論】【Advance】【Q&A】【事例】の4つの構成となっています。

❷ 【基本的考え方と各論】は『精神科看護ガイドライン2011（冊子版）』発刊後に気づいたわかりにくい表現，不適切な箇所などを最小限に訂正し掲載しています。

❸ 【基本的考え方と各論】のアンダーラインが引かれている箇所については，【Advance】で詳しく説明しています。

❹ 『精神科看護ガイドライン2011（冊子版）』作成に際し参考にした文献はp222，223に挙げています。

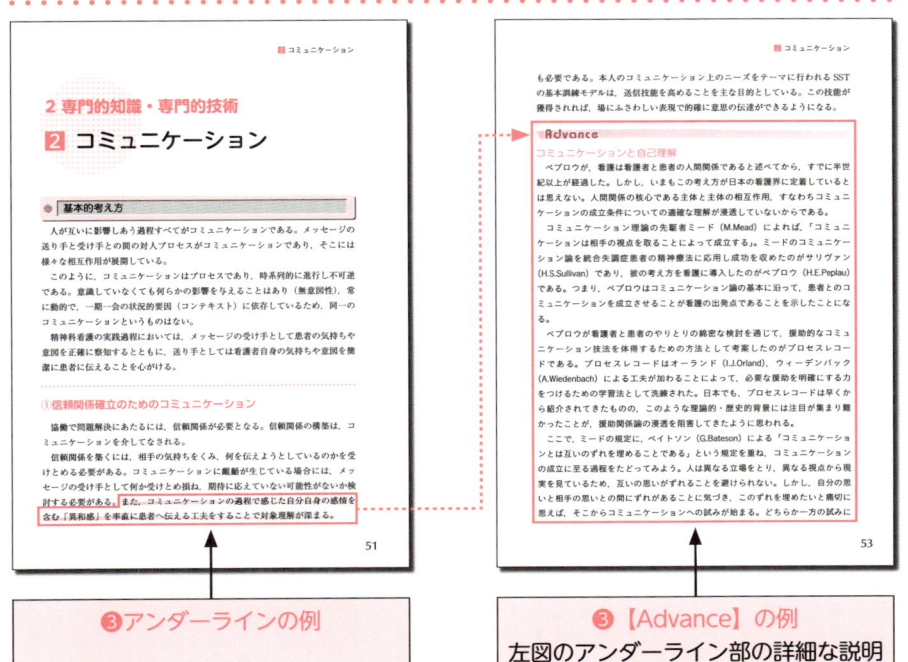

❸アンダーラインの例

❸【Advance】の例
左図のアンダーライン部の詳細な説明

Contents

1 精神科看護の基本

1 精神科看護の基本
- 基本的考え方 …………………………………………………… 16
- 安全・安心の保障 ……………………………………………… 17
- 自律性を回復し，
  「その人らしい生活」を獲得するために ………………… 17
- Advance ………………………………………………………… 18
  - バイオ，サイコ，ソーシャルな理解，そして希望

2 精神科看護と法制度
- 基本的考え方 …………………………………………………… 21
- Advance ………………………………………………………… 22
  - 戦後の精神保健福祉分野における法改正の経緯

3 精神科看護の倫理
- 基本的考え方 …………………………………………………… 24
- 個人の尊厳と権利擁護 ………………………………………… 24
- インフォームド・コンセントを基盤としたケア ………… 25
- 事例 ……………………………………………………………… 25
  - 対話によって導かれる倫理的課題を乗り越えるための糸口
    －価値観の対立から一歩踏み出すためのカンファレンス

4 精神科看護の展開
- 基本的考え方 …………………………………………………… 30
- 入院施設におけるケア ………………………………………… 30
- 退院支援・社会参加へのケア ………………………………… 31
- 地域におけるケア ……………………………………………… 31
- Advance ………………………………………………………… 31
  - 退院支援における多職種ケア会議における看護の強みと注意点
- 事例 ……………………………………………………………… 33
  - 入院治療中から地域生活への復帰に向けた準備を行った事例

2 専門的知識・専門的技術

1 看護過程と記録
- ⦿ 基本的考え方 ……………………………………………… 38
  - 精神科看護の看護過程 ………………………………… 38
  - 看護過程と記録 ………………………………………… 39
  - 記録の活用と意義 ……………………………………… 39
  - 何をどのように記録するか …………………………… 40
  - 情報開示と看護記録 …………………………………… 40
  - クリニカルパス ………………………………………… 41
  - 電子カルテ ……………………………………………… 41
- ⦿ Advance1 ………………………………………………… 42
  - 看護記録の作成において普段から気にかけておくべきこと
  - —もしもの時，看護記録は裁判においてどのように取り扱われるのか
- ⦿ Advance2 ………………………………………………… 46
  - 「あいまいな表現はしない」をめぐって
- ⦿ 事例 ……………………………………………………… 48
  - 看護記録における看護者の記述をめぐって

2 コミュニケーション
- ⦿ 基本的考え方 ……………………………………………… 51
  - 信頼関係確立のためのコミュニケーション ………… 51
  - 患者との円滑なコミュニケーション技術 …………… 52
  - 患者のコミュニケーション技術の向上 ……………… 52
- ⦿ Advance …………………………………………………… 53
  - コミュニケーションと自己理解
- ⦿ 事例 ……………………………………………………… 55
  - 対象者の拒否の裏にある思いをとらえそれに留意したかかわり

3 セルフケア・アセスメント
- ⦿ 基本的考え方 ……………………………………………… 58
  - セルフケアの6つの領域 ……………………………… 58
  - セルフケア行動を阻害する要因 ……………………… 59

Contents

- 看護の提供システム
（ケアレベル・セルフケア提供システム） ……… 59
- 回復過程とセルフケア ……… 59
- ◉ Advance ……… 60
  - 精神科看護で行われる「アセスメント」を整理する
- ◉ 事例 ……… 62
  - 患者の安全とセルフケアの自立をめぐって

4 暴力への対応

- ◉ 基本的考え方 ……… 65
- 暴力のアセスメント ……… 65
- 暴力に対処するためのマネジメント ……… 66
- ◉ 事例 ……… 67
  - 職員が暴力にさらされた事例におけるリスクマネジャーとしての試行錯誤

5 精神科薬物療法

- ◉ 基本的考え方 ……… 70
- 倫理的観点 ……… 70
- 安心して服薬できるように支える ……… 71
- 薬物療法の効果と副作用に関してのモニタリングを行う ……… 71
- 多職種チームでかかわる ……… 71
- 主体的な服薬の継続を支える ……… 72
- ◉ Advance1 ……… 72
  - コンコーダンスの考え方とその薬物療法看護への活用
- ◉ Advance2 ……… 74
  - 頓用薬使用と看護
- ◉ 事例 ……… 81
  - 「服薬の拒否」に寄り添って

6 電気けいれん療法（ECT）

- ◉ 基本的考え方 ……… 85
- 患者や家族の不安を少なくするための説明とインフォームド・コンセント ……… 86

- 安全にECTを実施するために ……………………………… 86
- 事例 …………………………………………………………… 87
  - m-ECTにおけるインフォームド・コンセントと誠実な看護

7 心理社会的リハビリテーション，認知行動療法
- 基本的考え方 ………………………………………………… 91
- 心理社会的リハビリテーションのプログラム …………… 91
- 心理社会的リハビリテーションが行われる場 …………… 92
- 認知行動療法 ………………………………………………… 92
- Advance ……………………………………………………… 93
  - 認知行動療法と診療報酬
- 事例 …………………………………………………………… 95
  - 本人を主体とした取り組みとしてのSST

8 行動制限最小化看護
- 基本的考え方 ………………………………………………… 99
- 行動制限についての留意事項 …………………………… 100
- Advance ……………………………………………………… 101
  - メディカルモデルとリーガルモデルのせめぎあい

9 退院支援・退院調整
- 基本的考え方 ………………………………………………… 104
- 退院支援・退院調整にあたっての要点 ………………… 104
- Advance ……………………………………………………… 106
  - 退院支援におけるクライシスプランの活用
- 事例 …………………………………………………………… 107
  - 多職種による支援で長期入院患者の退院を後押しする

10 代理行為
- 基本的考え方 ………………………………………………… 111
- 代理行為の内容と注意すべき点 ………………………… 112
- 代理行為の類型 …………………………………………… 112
- 代理行為と契約 …………………………………………… 112
- 成年後見制度，日常生活自立支援事業の活用 ………… 113

Contents

- ◉ Advance ·· 113
  - 代理行為とは何か
- ◉ 事例 ··· 115
  - 私物の自己管理推進を阻む看護者の意識の背景にあるもの

3 臨床看護

1 精神科救急・急性期看護

- ◉ 基本的考え方 ·· 120
- 入院時には必要な治療について十分な説明を行い，理解を得るよう努力する ····················· 120
- 不安をもった家族を支える ························· 121
- 患者の人権を守り，精神保健福祉法を遵守する ··· 121
- 多職種によるチーム医療で早期退院をめざす ····· 122
- ◉ Advance ·· 122
  - 急性期で症状が強い状態における治療への同意について
- ◉ Q&A ··· 123
  - 「回転ドア現象」から脱却するために必要な支援のあり方とは？
- ◉ 事例 ··· 124
  - 入退院をくり返していた患者への服薬支援

2 精神科身体合併症看護

- ◉ 基本的考え方 ·· 127
- 治療やケアを妨げる主な患者側の要因 ············ 127
- 身体疾患の早期発見を困難にする医療者側の要因 ··· 128
- 精神科治療や病態に関連した身体疾患 ············ 128
- 老年期にみられる身体疾患に注意する ············ 128
- 合併症予防のためのリハビリテーションを積極的に行う ················ 129
- ◉ Advance ·· 129
  - 精神科看護者が身体合併症を看る視点
- ◉ 事例 ··· 131
  - 日々の観察と患者の訴えに耳を傾ける

3 認知症の看護

- ◉ 基本的考え方 ………………………………………… 133
- ・ 認知症の症状 ………………………………………… 133
- ・ 代表的な認知症治療と看護 ………………………… 134
- ・ 原因疾患認知症別の看護 …………………………… 134
- ・ 精神科病院の認知症看護における課題 …………… 135
- ◉ Advance ……………………………………………… 135
  - ・認知症の中核症状・周辺症状と疾患別の対応
- ◉ 事例 …………………………………………………… 138
  - ・高齢化した統合失調症患者に認知機能の低下が見えはじめる

4 発達障害の看護

- ◉ 基本的考え方 ………………………………………… 142
- ・ 基本的障害 …………………………………………… 143
- ・ かかわりの留意点 …………………………………… 143
- ◉ Advance ……………………………………………… 145
  - ・TEACCH プログラムとは何か
- ◉ 事例 …………………………………………………… 146
  - ・発達障害M君とのかかわりを通して

4 地域生活における看護

1 精神科外来看護

- ◉ 基本的考え方 ………………………………………… 150
- ・ 初診の患者への看護―不安の緩和と信頼関係の構築 … 150
- ・ 外来受診時の看護 …………………………………… 150
- ・ 入院への窓口としての外来看護 …………………… 151
- ・ 外来相談 ……………………………………………… 151
- ・ 危機的状態にある人たちの看護 …………………… 151
- ◉ Advance ……………………………………………… 152
  - ・初診の患者に対する外来看護師の観察とアセスメントのポイント
- ◉ 事例 …………………………………………………… 154
  - ・治療中断の恐れのある患者への外来での対応

Contents

2 精神科訪問看護
- 基本的考え方 ……………………………………………… 157
  - 精神科訪問看護の援助の特徴と実施機関 ……… 157
  - 実施機関による分類 ……………………………… 158
  - 家族ケア …………………………………………… 159
  - 訪問看護におけるチームアプローチ …………… 159
- Advance …………………………………………………… 160
  - 「アウトリーチ」の広がりと精神科訪問看護の役割
- 事例 ………………………………………………………… 162
  - O氏への訪問看護を通じて見えた看護のあり方

3 精神科デイケア
- 基本的考え方 ……………………………………………… 165
  - 利用にあたって …………………………………… 165
  - デイケアでのかかわり …………………………… 166
  - 精神科デイケアの効果的活用のための課題 …… 166
- Advance …………………………………………………… 167
  - 精神科デイケアの効果的活用のための課題
- 事例 ………………………………………………………… 169
  - 人とかかわり，学び，成長する場としてのデイケア

5 看護管理

1 療養環境
- 基本的考え方 ……………………………………………… 174
  - 接遇 ………………………………………………… 174
  - 患者・家族の意見の尊重と相談機能 …………… 175
  - 身体障がい者への対応とバリアフリー ………… 175
  - プライバシー確保への配慮 ……………………… 175
  - 療養環境の整備 …………………………………… 176
  - 施設内禁煙への取り組み ………………………… 176
  - 自己管理のための条件整備と危険物の持ち込み制限 … 177

- ◉ Advance ... 177
  - 私物管理・危険物の預かりについての基準をどう作ればいいか
- ◉ Q&A ... 179
  - 精神科病院の建物のあり方についての関係法規や通知にはどのようなものがあるでしょうか？
- ◉ 事例 ... 182
  - 禁煙への取り組み

2 看護管理
- ◉ 基本的考え方 ... 185
- ● 看護サービスの特徴とマネジメント ... 186
- ● 人材マネジメント ... 187
- ◉ Advance ... 187
  - 人材マネジメントの具体的施策について

3 リスクマネジメント
- ◉ 基本的考え方 ... 192
- ● 医療事故 ... 192
- ● 感染防止対策 ... 193
- ● 褥瘡防止対策 ... 193
- ◉ Advance ... 194
  - リスクマネジメントに関連する医療法や診療報酬が組織体制に求めるもの

4 情報管理
- ◉ 基本的考え方 ... 198
- ● 個人情報の保護 ... 199
- ● 診療録等の開示 ... 199
- ● 診療情報の第三者への提供 ... 200
- ● 病院情報の開示 ... 200
- ◉ Advance ... 200
  - 「保有個人データの開示」の原則と開示拒否の要件

5 防災対策
- ◉ 基本的考え方 ... 202
- ● 防火対策 ... 202

Contents

- 防災対策（水害・大地震対策） ……………………… 203
- ◉ Advance ……………………………………………… 203
  - 震災時にそろえておく備蓄品

6 看護職への学習支援と臨床看護研究

1 看護職への学習支援

- ◉ 基本的考え方 ……………………………………… 208
- 現任教育 …………………………………………… 208
- 新人看護職員研修 ………………………………… 209
- 看護職のキャリア開発― 看護職個人の"生き方"へのニーズと組織の活性化へのニーズ ……………… 210
- ◉ Advance ……………………………………………… 211
  - 新人看護職員研修ガイドラインに沿った新人看護職員研修をどのように実施すべきか
- ◉ 事例 ………………………………………………… 213
  - 能力はあるが自信がない看護者をキャリア面接で後押しした事例

2 臨床看護研究

- ◉ 基本的考え方 ……………………………………… 216
- 臨床での研究への取り組み ……………………… 216
- ◉ Advance ……………………………………………… 217
  - 臨床における研究をサポートする院内の体制
- ◉ 事例 ………………………………………………… 219
  - 研究を成功に導いた集合教育と個別指導の事例

1 精神科看護の基本

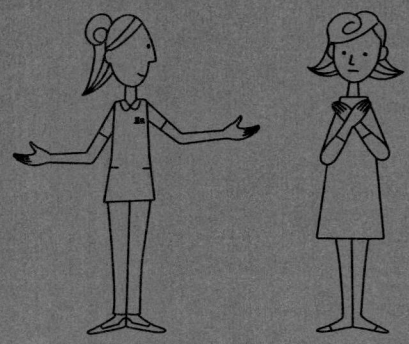

1 精神科看護の基本

1 精神科看護の基本

● 基本的考え方

〈精神科看護の定義〉

2004年,日本精神科看護技術協会(以下,日精看)は精神科看護を「精神的健康について援助を必要としている人々に対し,個人の尊厳と権利擁護を基本理念として,専門的知識と技術を用い,自律性の回復を通して,その人らしい生活ができるよう支援すること」と定義した。

この定義は対象を臨床看護領域に限定せず「精神的健康について援助を必要としている人々」と幅広く設定している。日精看では「精神科看護」を看護基礎教育の科目名である「精神看護」とほぼ同一の対象,看護領域を表わす用語として使用していることになる。本ガイドラインは,精神科看護がこのように操作的に幅広い領域をカバーするものとして定義されていることを前提として作成されている。

〈精神科医療・看護の基本〉

精神的健康について援助を必要としている人々とは,多くの場合,精神的危機に陥っている,あるいはその可能性のある人々である。人が精神的危機に陥ったとき,まず提供されなければならないのは,脅かされず不安の少ない「安全,安心」な環境である。この環境には,対人関係や物理的環境が含まれる。そして,精神的危機を乗り切ることができるよう身体的条件を整えるための援助が必要とされる。このように,身体的,心理・社会的等,多様な側面から対象を理解することが精神科看護の基本である。また,援助にあたっては,対象者の人としての尊厳および権利が尊重されなければならない。したがって自己決定能力や短期

16

的，長期的にみた対象者の利益となること，害するおそれのあること等の倫理的な側面からの理解も必要である。

①安全・安心の保障

　「安全」の保障された環境が提供され，サポートする援助者がいることで「安心」感が生まれる。「安全」「安心」と相まって「睡眠」を含む生理的ニーズが満たされれば，精神的危機へ対処する身体的条件が整い，危機は遠のいていく。精神科看護は，精神的健康について援助を必要とする人々の「安全，安心」そして，危機を乗り切るための身体的基礎である生理的ニーズの充足をはかろうとする専門的援助である。その援助は，一般的には患者−看護者の援助関係の形成を基盤に，治療的環境の整備，精神科薬物療法支援，すべての援助関係に通底する精神療法の観点からなされる。

　援助関係の形成は，援助提供の基礎となるものであり，患者との間に信頼関係があってはじめて成り立つ。理解され見守られることによる安心感，課題と向き合いその解決に立ち向かう力，対人関係を通しての精神的成長，これらは有意義な患者−看護者関係があってはじめて生まれる。

　精神科看護者は，自身を傷つける，あるいは他者の安全を脅かす患者へもかかわる。治療的環境の整備は，患者，その他関係者の安全，安心を考慮してなされなければならない。そして，自尊心を傷つけない環境，安らぎ心落ち着けられる環境である必要がある。

②自律性を回復し，「その人らしい生活」を獲得するために

　看護者の薬物療法へのかかわりは，生物学的脆弱性を補い，ストレスに抗するための身体的条件を整えることをめぐる援助といえる。精神科薬物療法等によって精神的危機へ対処する身体的条件が整えられ，精神的健康に関する課題の克服のための基礎ができる。精神科薬物療法支援は，現在の精神科看護の役割として無視できない。

　精神的健康について援助を必要とする人々が「その人らしい生活ができるよう

支援する」ことが精神科看護のめざすところであり，社会から期待されていることでもある。人は本来，自律して生きている。精神的健康に関して支援を必要としている人々は，その自律性が脅かされている。

精神科看護の目標の達成は，患者の「自律性の回復」を通してなされる。自律性を回復し，セルフケア能力を充実させることは，「その人らしい生活」を獲得するプロセスともいえる。そのための援助は，希望がもてること，自分の力を信じ自尊心がもてること，依存を減らし自己責任で行動すること，新しい役割を見つけることといった局面として整理できる（リカバリーの概念）。

Advance

バイオ，サイコ，ソーシャルな理解，そして希望

精神科看護に限らず，人間を幅広い視点から包括的にとらえようとするとき，バイオ・サイコ・ソーシャル（生物学的・心理学的・社会的）モデルがもち出される。本ガイドラインにおける人間理解もこのモデルに沿ったものである。

この3側面にスピリチュアル（霊的）あるいは，エチカル（倫理的）が付け加えられることもあるが，本ガイドラインでは，倫理的な側面のみに言及している。バイオは一般的には「生物学的」と訳されることが多いが，本ガイドラインでは生物学的側面を「身体的」という用語に代表させた。「体と心」という対比での表現がなじみやすいだろうと考えたからである。

サイコ・ソーシャルについては，両者は不可分の関係ともいえるから「心理・社会的」と表記した。心は他者との関係のなかで生まれ育まれていく。現在の，あるいは過去の他者との関係を抜きにその人の心の問題を考えることは不可能だろう。社会関係の中に心はあるということをこのように表現した。

心は脳という身体に基盤があるのだから心身もまた不可分ともいえるが，ガイドラインの表現は，身体的側面そして心理・社会的側面およびその他としている。前述のとおり一応「体と心」の対比を軸にして精神科看護の問題を整理したいと考えたからである。

精神的危機状態にある人への看護援助という視点から考える場合，バイオ・サイコ・ソーシャルからどのような回復目標をイメージすればいいのだろうか。サイコロジカルな側面からは不安の軽減された「安心」できる心の状態をめざすこ

とになる。ソーシャルな側面の目標は「安全」だろう。

　どの精神疾患でも入院医療では，当事者が安全と思える環境が提供されなければならない。病棟が人的環境も含め，脅かされない，自尊心を傷つけない環境であり，自分が守られている，サポートされていると感じることができれば，「安心感」が生まれる。

　「安心」が得られるためには，生活面の問題への対処も必要である。たとえばうつ病の場合，その精神的危機の背景には失業，親や子どものケア，借金など生活の困難さがあることも少なくない。福祉関係者などとの連携で生活面の改善がなされるのでなければ不安から抜け出すのは容易ではないだろう。このように考えると「安全」「安心」は渾然一体となっていて，両者を区別することにそれほど意味はないようにも思える。

　対象者の気持ちを汲みながら話を聞くなどの直接の精神的援助以前に，あるいは同時並行的に，環境，生活面に着目した支援が必要である。「安全」「安心」の保障の第一歩はこのようなものだろう。

　人が精神的危機に陥った時，サイコ・ソーシャルな側面からの回復イメージは「安全」「安心」の確保ということになるが，バイオロジカルな側面は何を代表させればいいのか。本ガイドラインでは，「『睡眠』を含む生理的ニーズが満たされ」ることとした。生理的ニーズには呼吸のような生命の維持に直結するものもある。一般的にはそれらの優先度が高いが，精神科看護的には「睡眠」が重視されなければならない。

　バイオロジカルな側面からの精神科領域の回復イメージは「安眠」にほかならない。災害におけるPTSDからうつ病，統合失調症の急性期にいたるまで精神的危機に陥った人のケアには睡眠の確保が図られなければならない。時に睡眠を確保し十分な休息を得るために薬物療法が必要なこともある。

　日本精神科看護技術協会の精神科看護の定義には「自律性の回復を通して，その人らしい生活ができるよう支援すること」との文言がある。慢性期のケアでは，自律や自立がキーワードとなる。

　その際，「重い精神の病をもっていても，人は立ち直ることができる」とし，「希望を取り戻すこと」をリハビリテーションの第一の理念としているのがリカ

バリーの概念である。

　この希望との対比で思い浮かぶのは，統合失調症概念を打ち立てたクレペリン（E.Kraepelin）である。彼の「慢性に進行し最後には人格の荒廃に行きつく」という統合失調症についての概念には不幸な宿命論的な雰囲気がただよう。希望のかけらもない。

　クレペリンのこの統合失調症観は，長期の間精神科病棟に入院しつづけた患者の観察から導き出されているといわれる。19世紀末の収容所的な環境が病状に影響していることはあり得る。必ずしもすべての統合失調症がこのような暗い絶望的な経過をたどるわけではない。にもかかわらず，クレペリン的統合失調症観は近年まで臨床に影響を与えつづけたといえるだろう。

　現在でも長期入院の慢性患者が多くを占める病棟に勤務していると，私たちもクレペリンの統合失調症観を信じたくなるのではないか。回復への努力を放棄する「いいわけ」に使われることもあるのではないか。

　クレペリン的な統合失調症観を払拭するためには，精神科リハビリテーションにおいて「希望」が強調されることが必要である。

（吉浜文洋）

1 精神科看護の基本
2 精神科看護と法制度

● 基本的考え方

　精神科医療には，非自発的入院の制度があり，やむをえず本人の同意を得ることなく治療を行うことがある。あるいは，心神耗弱あるいは心神喪失状態で外形的には犯罪にあたる行為を行った対象者への治療，看護を要請されることもある。また，病と障害の併存といわれる精神疾患は慢性的に経過することが多く，医療のみでなく福祉サービスを必要とする。精神科看護者に，医療・看護の知識だけでなく福祉その他の法制度の理解も求められるのは，このような背景があるからである。

　精神科看護は，精神保健医療福祉の法制度のもとで展開される。関連の法制度の中で特に重要なのは，精神保健福祉法，障害者自立支援法，心神喪失者等医療観察法である。看護者は，少なくともこれら3つの法律の基本的考え方を知り，自らの臨床現場に必要な内容については精通していなければならない。看護者は，諸制度を理解し，必要に応じ精神保健福祉士，社会福祉士，弁護士らを活用し，協働する。

Advance

戦後の精神保健福祉分野における法改正の経緯

法の変遷	成立・改正年	背景	制度改正の概要
精神衛生法	1950（昭和25）年成立	精神病者監護法と精神病院法の廃止・引き継ぎ	○措置入院制度の創設（第29条） ○保護義務者の同意による入院制度の創設（第33条） ○一般人からの診察及び保護の申請，警察官，検察官，矯正保護施設の長の通報制度の創設 ○仮入院制度（3週間）の創設等
	1954（昭和29）年改正	全国精神障害者実態調査（要入院者35万人に対して病床は1/10にも満たないことが報告される）	○非営利法人の設置する精神病院の設置及び運営に要する経費に対する国庫補助規定の創設等（→精神科病院の増設）
	1961（昭和36）年改正	国民皆保険の実現	○入院医療費の国庫負担基準の引上げ（2分の1→10分の8）等
		ライシャワー事件*1 1964（昭和39年）	
	1965（昭和40年）改正		○措置入院手続きの改正（緊急措置入院制度の創設：第29条の2／入院措置の解除規定創設：第29条の4）等
		宇都宮病院事件*2 1983（昭和58）年	
精神保健法	1987（昭和62年）精神衛生法を改正して精神保健法		○精神医療審査会制度の創設 ○応急入院制度（第26条），任意入院制度の創設（第23条） ○精神障害者社会復帰施設に関する規定の創設 ○同意入院を医療保護入院と改称（第33条）等
	1993（平成5）年改正		○精神障害者社会復帰促進センターの創設 ○精神障害者の定義規定の見直し「精神障害者とは，精神分裂病，中毒性精神病，精神薄弱，精神病質その他の精神疾患を有する者をいう」 ○精神障害者地域生活援助事業（グループホーム）の法定化 ○保護義務者が保護者に名称変更 ○仮入院期間を3週間から1週間に短縮（第34条）等
		障害者基本法の成立（精神障害者を規定）1993（平成5）年	
		地域保健法の成立／1994（平成6）年	

2 精神科看護と法制度

精神保健福祉法	1995（平成7）年精神保健法を改正して精神保健福祉法		○精神障害者保健福祉手帳制度の創設 ○医療保護入院等を行う精神病院における常勤の指定医の必置 ○医療保護入院の歳の告知義務の徹底（告知延長期間を4週間に制限） ○社会復帰施設に生活訓練施設（援護寮），授産施設，福祉ホーム，福祉工場を法律上明記等
	1999（平成11）年改正		○医療保護入院の要件の明確化（任意入院の状態にない旨を明記） ○保護者の自傷他害防止監督義務規定の削除 ○移送制度の創設（第34条） ○仮入院制度の廃止等
		2001（平成13）年／大阪教育大学附属池田小事件の発生	
		医療観察法の成立／2003（平成15年）制定，2005年（平成17年）施行	
	2005年（平成17年）改正	障害者自立支援法の成立*3／2005年（平成17年）	○精神医療審査会の委員構成の見直し ○改善命令等に従わない精神病院に関する公表制度等の導入 ○緊急時における入院等に係る診察の特例措置の導入 ○「精神分裂病」の「統合失調症」への呼称の変更 ○精神障害者保健福祉手帳への写真の貼付等（障害者自立支援法の成立で法から削除された項目） ・精神通院公費→自立支援医療として規定 ・精神障害者居宅生活支援事業→障害福祉サービス等として規定 ・地方精神保健福祉審議会→都道府県の任意設置に転換等
		障害者自立支援法の一部改正／2010（平成22）年	○利用者負担の見直し（応能負担を原則） ○障害者の範囲及び障害程度区分の見直し ○相談支援の充実 ○障害児支援の強化 ○地域における自立した生活のための支援の充実等

第21回今後の精神保健医療福祉のあり方等に関する検討会（平成21年7月30日）資料を基に作成
*1 ライシャワー事件　駐日アメリカ大使エドウィン・O・ライシャワーが，統合失調症(当時の呼称は精神分裂病)の少年に刺され，負傷した事件。その後の法改正に影響を与えた。
*2 宇都宮病院事件　看護職員による入院患者への暴力・人権侵害事件。
*3 2011（平成23）年9月現在，障害者自立支援法に代わる新たな障害者総合福祉法（仮称）の制定に向けた協議が進められている。政府は2010（平成22）年6月に「障害者制度改革の推進のための基本的な方向について」を閣議決定し，障害者総合福祉法（仮称）については，2012（平成24）年通常国会への法案提出，2013（平成25）年8月までの施行をめざすとした。

23

1 精神科看護の基本
3 精神科看護の倫理

● 基本的考え方

　精神科看護は，対象者の「その人らしい生活」の実現を目標としたかかわりである。その人らしさとは個別性のことであり，その人固有の価値観，生き方を重視することを意味する。精神的健康に問題があり，援助を必要とする人々は自己決定が困難であったり，その属する集団（家族，地域社会，職場，学校）の価値観から極端にかけ離れた自己決定を選択することがある。物事のとらえ方（認知）が歪んでいることもあるし，見当識に問題がある場合，記憶，注意，思考，実行などの認知機能が十分に働かないことにその原因が帰せられる場合もある。

　自己決定能力が十分ではない患者の場合，意思の確認が困難であり，自己決定支援には，葛藤が伴う。自己決定が困難で，意思が確認できない場合，過去の言動から「その人らしい」選択を想定した援助とならざるをえないこともある。すべての精神科看護的援助は，自己決定能力の回復をめざしているともいえる。「自己」は，他者との関係抜きにはありえないのだから，「自己決定を支える」援助は，社会関係の中で主体的な決定がなされるような援助でなければならない。

①個人の尊厳と権利擁護

　精神科看護において患者の人としての尊厳と権利擁護が強調されなければならないのは，精神科医療は収容主義的な政策，劣悪な治療環境，人権を軽視した治療・看護が行われてきた歴史をもつからである。そして，自己決定能力がない，あるいは低下している患者を治療・看護することがあり，同意を得た契約に

よる医療が時に困難だからである。人権上の基本原則に立ち返り，病棟における慣行，暗黙のルールなどを点検する姿勢が必要である。その視点は，患者の側からはどう見えるか，部外者はどう見ているかなど第三者的なものである必要がある。

そして，自らに問いを発する倫理的緊張感をもって治療・看護に臨み，チームでの討論を通して倫理的感性を磨く不断の努力が必要である。

②インフォームド・コンセントを基盤としたケア

看護者をはじめ医療従事者は，患者に対し適切な説明を行い，実施する治療・看護について理解を得るよう努力することが求められている。診療録等の開示と説明，患者の自発的な同意などでインフォームド・コンセントは成り立っている。インフォームド・コンセントは，患者の意思決定の尊重という権利擁護の側面と，障害の継続的な自己管理のために必要とされる側面がある。インフォームド・コンセントによる医療上の意思決定への患者自身の参加は，疾患を管理することが同時に生活を管理することである慢性疾患の有効な管理には，欠くことができない。

「本人の同意に基づいた入院が行われる状態にない」医療保護入院や都道府県知事による行政処分である措置入院などの非自発的入院においても，可能な限り治療への患者の関与を促すインフォームド・コンセントが追求されなければならない。

事例 対話によって導かれる倫理的課題を乗り越えるための糸口
―価値観の対立から一歩踏み出すためのカンファレンス

精神科の臨床では，日常的に医療者の倫理的感受性が試される場面に遭遇します。その多くは，善悪，正誤，白黒はっきりとさせようのないものです。
たとえば先日，病棟倫理カンファレンスにおいて次のようなケースが問題となりました。患者は60代の女性A氏。うつによる焦燥感が強く，いつも困った表情で「どうしていいかわからないの」と話していました。A氏は，食事時も「どうしていいか……だめ，そんなの食べられない」と拒否するので，看護者が，「どのようなものなら食べられそうですか」と聞いても，「わからない。食べられない」と話すのみ

でした。そのような状態が続き，A氏の体重は入院時より10kg以上も減少してしまいました。

　食事の拒否は強く，顔を背けたり，手を振ったりして抵抗をします。それでも口元までスプーンをもっていくと食べられることもあったため，1人の看護者がA氏を抱きかかえるようにして，もう1人が食べさせるような方法で食事介助を行っていました。「やめて，やめて！」と絶対に口を開かない時もあり，そのような時は無理やり薬だけでも内服させていました。そして，受け持ち看護師は"強制的な食事介助"を行いながら，「こんなことで，本当にいいのかな……」と悩んでいました。

　そこで，病棟で行っている倫理カンファレンスに議題として提案し，検討を行うことにしました。カンファレンスでは，「口から食べてほしいけど，体重減少も著しく，それにも限界がある」という意見や「拒否して叫んだり，嫌がったりしているA氏を，他の患者さんはどんな思いで見ているんだろう」などという，現時点での食事介助に否定的な意見がある一方，「どうすればよいかわからない」「IVHや経管栄養を行うのは簡単だが，食事時以外にも抑制が必要になってしまうのでは」「現状では仕方ないではないか」というような意見が出されました。これらは，いわば看護者個々の内にある「内的な規範」に照らして考え，表現された価値の対立と見ることができます。

　そこで，カンファレンスでは，まず，「外的な規範」の1つである倫理原則（**表1**）に照らし，「自律性尊重の原則」「無危害の原則」に焦点をあてて考えてみることにしました。

表1　T．Lビーチャムと J．Fチルドレスによる倫理の4原則

①自律性尊重の原則	患者の考え方，選択，行動を尊重する
②無危害原則	患者に危害を与えない
③仁恵の原則	患者の幸福や利益になるように行動する
④正義の原則	患者を平等に処遇し，資源を公平に分配する

倫理原則による整理
①自律性尊重の原則

　「患者が自分で決定できるようにていねいな説明と援助を行い，患者の自己決定を尊重しているか」を問うものです。医療法では，患者と医療者の合意形成によって医療行為にあたることが明文化されています。また，いうまでもなく精神科領域においても患者による自己決定の尊重が非常に重要視されてきています。看護者たちは，十分に説明していると考えていましたが，A氏は「食べられない，やめて」の一点張りです。患者の合意する能力はともかく，患者の思いとは違う対応（無理やり食べさせること）を行っているため，自律尊重を行っているとはいえないことを，

メンバーで確認しました。

②無危害の原則
　「患者に危害を加えず，危険なリスクを背負わせないようにしているか」を問うものです。無理やりに食べさせる行為は，誤嚥やその他の身体的な負担を強いるものです。しかし，看護者もさまざまな援助を試した末の"強制"であり，これをやめると飢餓状態を起こしてしまうぎりぎりの選択でした。また，IVHや経管栄養となると身体拘束など，新たなリスクが加わることになり，なおさらA氏を追い詰めてしまうのではないかという迷い，葛藤があるということが話しあいから共有されました。

受け持ち看護師の思い
　問題を整理する中で，受け持ち看護師から，「A氏の気持ちがわからない」「こんなに一生懸命かかわっても，拒否ばかりされてめげる」という正直な思いが語られました。その言葉をきっかけに，他のスタッフから「確かに無理やりだけど，患者さんを抱きかかえて介助するということは，患者に近いぶん，案外"温かみ"がある行為じゃないか」という意見が出て，受け持ち看護師はたいへん救われたそうです。そしてその発言から"温かみを届ける"援助について全員で考えていくことになりました。

一歩踏み出すための対話
　話しあいの中で，「生命維持のため，経管栄養もやむを得ない」という意見と「抱きかかえてでもなんとか口から食べてほしい」という意見が表明されていましたが，実際は看護者間ではっきりとした意見の対立が起こったというよりは，看護者個々の中で，「何が正しいのだろうか」という迷い，つまりJametonが分類する3つの倫理的問題（moral distress, moral dilemma, moral uncertainty）のうち，「Moral uncertainty（道徳的不確か）」が起こっていたのではないかと考えられます。「食べてほしいが，押さえつけたくはない。抑制はもっと嫌」というような，どうしたらよいかわからない状況が参加した看護者の中に共通した思いだったのではないでしょうか。そこで，看護者が語った「温かみを届ける」という言葉を共通項として，少しでもそのような状態に近づけるための解決策はないかということに焦点を当て，話しあいを行いました。

　ただ，なぜA氏がかたくなに食事を拒むのか，どのような不安や焦燥を抱えて苦しんでいるのかをだれもとらえることができていませんでした。しかし，話を進めるうちに，A氏は人の多いデイルームで1日のほとんどを過ごしていること，したくないことを促さない限りは拒否や抵抗はなく，夫のことなどを淡々と話されるなど，他者とのかかわりすべてを拒否しているわけではない，むしろ求めている部分

もあるのではないかという意見が出され，それにより受け持ち看護師も「拒否ばかりされている」という自分のとらえ方は間違っていたのかもしれないと考えるようになりました。A氏の体重減少は著しく，このまま何もしなければ生命の危険もあるという認識では一致したため，「食べてほしい」「押さえつけたくない」「抑制はしたくない」という，それぞれの看護者たちが「一歩でも歩み寄る」ことはできないだろうかと考え，〈経管栄養を行うとして，抑制をしない方法はないだろうか〉〈抑制する，しないにかかわらず"温かみを届ける"援助はできないだろうか〉という事柄について考えていきました。表2はその時に交わされた対話の一部です。

表2　倫理カンファレンスで交わされた対話の一部

看護者①	「点滴をするのだって，なかなかたいへんなのに，経管栄養を行ったら，どうしても抑制になる可能性は高いよね」
受け持ち看護師	「その通りだけど，できる限り時間を取って，A氏に寄り添ったり，一緒に時間を共有するようにして，抑制を減らせるようにしたい」
司会	「そのことについては，皆さんも協力できるんじゃないですか」
一同うなずく	
看護者②	「温かみを届けるとして，どんなことができるんだろうね」
看護者③	「A氏の気持ちがいまひとつわからない。どんな希望をもっているのか，とか」
受け持ち看護師	「やはり，家に帰ること？　A氏が何を望んでいるのか，一緒に考えたり，共有する時間をもっととっていきたい」
司会	「旦那さんの意見も聞いてみたいね。何か手がかりやきっかけがつかめるかもしれない」

そして，この倫理カンファレンスで看護者たちが選択したケアは「生命維持を最重要に考える。しかし，なるべく抑制は行わず，たとえ抑制をするにしても，できる限り寄り添うことで最小限にする。また，A氏自身の望みについて，もっと一緒に考えていく姿勢を示していく。そのために，夫からも情報を得るようにする」というものとなりました。

ささやかな前進
このような結論は，何も特別なものではなく，ごくあたりまえのケアを確認したに過ぎません。しかし，私たちはこのプロセスの中で，いつも一緒に業務している看護者がケアに対して抱いている思いや価値観を知ることができました。あるいは，人からの指摘で思いもよらないとらえ方，視点をもつことができました。みずから

の価値観に基づき感情的に物事を判断しようとすると，他者と衝突し何も成し遂げられないばかりか，挫折感だけを残す結果になりかねません。他者の価値観を認めるということは，外に向かって開かれた倫理的な態度であると思います。私たちは，ケアに行き詰った時に，すぐに答えを見つけたいと願いますが，一足飛びで求めた結論が必ずしも倫理的であるとは限りません。ある問題は，それまでの患者と看護者（あるいは医療者間）の相互作用の一断面であり，すべてを表してはいないということです。大切なのは，そこにかかわろうとする1人1人の思いや価値をつなぎ合わせること，そしてささやかでも，合意できる一歩を踏み出すことではないでしょうか。そのための対話を私たちは「倫理カンファレンス」として実施しつづけています。

(遠藤 太)

―――――――――――――― 事例のポイント ――――――――――――――
- 他者の価値観を認め多面的に倫理的問題に対峙する
- さまざまな価値観をつなぎ，合意できる一歩を踏み出す
- 結論を得ることを急がない

1 精神科看護の基本

4 精神科看護の展開

● 基本的考え方

　精神科看護が展開される場は，多様化しつづけている。従来からの入院施設を基盤としたケアに加え，この数年，診療報酬の裏付けもあって取り組まれている退院支援・社会参加へのケアもある。デイケアや訪問看護などの地域を基盤としたケアにおいても，看護師は中心的な役割を担っている。多職種の連携なしには，病院，地域を問わず効果的な精神科医療は展開できない。多様な病態の患者を援助するには，多様な専門的な知識・技術が要求されるからである。看護者は医療チームの要として機能しなければならない。

①入院施設におけるケア

　回復過程に沿ったケアを提供するには，順調な回復であるかどうかを確認する指標をもっていなければならない。回復過程を見極めるには，睡眠，食欲，排泄，疲労感，気分など，どの疾患であっても現れる非特異的な症状の観察が重要である。これらは回復の有用な指標となる。期待した通りの回復でない場合には，回復を阻害している要因を探求する。
　また，退院後の生活を想定して，入院中に準備しなければならないことは何かという問題意識で入院の利点を活かしたケアを展開する必要もある。医療安全への配慮を怠らず，治療環境を整備する役割も，看護にはある。

②退院支援・社会参加へのケア

　新たな長期の社会的入院者を生み出さないために，退院，地域社会への参加のマネジメントは，入院初期から始めなければならない。困難事例の場合，患者，地域の関係者を含むケア会議で地域移行プランが練られ，連携がはかられる必要がある。長期入院患者の退院支援のためのアセスメントは，楽観的な姿勢でなされる必要がある。精神科病棟では，病棟に適応している患者の1つの側面しか見えていないことに留意する。可能性を信じ，地域生活への移行に際し起こることが予測される諸問題は，そのつど患者との協働で対処し，ともに成長していくことをめざす。

③地域におけるケア

　入院治療は地域での生活を支えるための一時的な医療である。入院中から地域で生活することを前提とし，退院後の生活をイメージした援助がなされる必要がある。患者が精神障害を抱えながらも実現したい希望，生き方を引き出し，それに沿ったケアとなるよう協働する。

　ケアの視点は，本人のもっている力を引き出し，自分自身で生きていく力，地域で生活していく力を伸ばすことでなければならない。地域生活では，家族，訪問看護師，ホームヘルパー，地域活動支援センターの相談支援専門員，民生委員など多くのスタッフがかかわる。この多職種チームの中で看護職は，精神科医療，看護サービスの提供者としての役割を期待されている。

Advance

退院支援における多職種ケア会議における看護の強みと注意点

　多職種チームのなかで看護者が発揮できる強みは，入院治療の段階で24時間365日そばにいて，病状やADL，QOL，日常生活能力，セルフケア能力，社会機能，社会適応能力などを観察しているということや，入院になった経緯から退院に至るまでの経過を段階的に把握していること，患者を取り巻く家族状況や環境の課題などを知っていることではないだろうか。

つまり，そのような入院前の状況から入院中の状況，患者自身の強みや弱みの部分を含めて，退院後の生活を見据えた情報を把握していることが大きな強みであるといえる。

看護者が多職種ケア会議に出席した場合，この強みを最大限に活かすことが重要である。言い換えれば，自分たちが把握している情報をていねいに多職種に伝えると同時に，多職種がもっている情報や感じていることに耳を傾け，お互いが情報を共有する姿勢が大切になる。情報の共有の方法としては，看護サマリーなど書面によるものよりは，お互いの顔を見て言葉で伝える方が確実に伝わるので，多職種ケア会議は情報共有の場として意識的に利用するほうが望ましい。

多職種ケア会議で気をつけたいことは，看護者がいちばん患者像を把握しているということを意識して発言することである。たとえば，看護者にとっては"あたりまえ"に思えることや当然"わかっている"ことが，多職種や多機関の人たちにとっては"あたりまえ"ではないことが多いのである。そのため，できるだけわかりやすい言葉（専門用語や略語を使わない）で，具体的に説明することが必要である。

また，看護者は患者や家族の性格や特徴，家族背景なども把握していることが多い，そのため，多職種の発言を本人や家族にわかりやすく要約して説明したりすることや，患者や家族が自分の言葉で伝えにくい状況にある時には代弁者として患者や家族の思っていることを多職種に伝えることも重要な役割といえる。

多職種ケア会議では"わかったつもり"で会議が進行しないように気をつけなくてはならない。患者も含めて参加者が会議の目的や話しあわれている内容が理解できていること，自分の意見を遠慮せずに述べられる雰囲気であることが重要である。その意見交換の中から相互理解につながることや相互理解から連携がうまくいくようになることも少なくない。

看護者は患者に会議の目的や進め方などをあらかじめ説明しておくと同時に，患者の緊張を和らげるために座る位置などにも注意を払うことが必要になる。たとえば，患者の隣には支援者の中でいちばん寄り添っている受け持ち看護師が座り，いつでも患者の様子を観察したり発言に困った時などに言葉を添えることができるようにしたり，患者にとって緊張する相手はあまり顔の見えない場所に座ってもらう。また，地域移行推進員や退院調整を担当する看護師が司会者とな

りわかりやすい言葉で説明するなどの工夫が必要になる。

　多職種ケア会議における看護者のいちばん大きな役割は，患者に寄り添う支援者として患者が安心して地域生活を始められるように，他の支援者とつなぐこと，安心できる関係づくりのために患者に寄り添うこと，他の支援者の良いところを患者に伝え，患者の良いところを他の支援者に伝えることである。

（東美奈子）

事例　入院治療中から地域生活への復帰に向けた準備を行った事例

　B氏は，50歳代の統合失調症の男性です。10代後半に「いたちの目が光った」「テレビが自分の悪口を言った」という経験をしていますが，その後，未治療のまま父親の知人の土建業者のもとで働いたりしながら，職場を転々としていました。30代前半のころ，自宅で大声を出す，暴れるなどの症状があり，精神科病院を初診。3か月の入院治療の後，自宅退院しました。40代の初めに両親が死亡し，一家を支えるために働かなければならなくなりましたが，どこに行っても長続きがせず，日雇い労働のような仕事を転々としていました。

　服薬や通院の声をかける人がいなくなったこともあり，次第にひきこもるようになり治療も中断となってしまいました。電話で病院のケースワーカーが受診を再々促しましたが受診せず，病院のケースワーカーが訪問すると，不潔で栄養状態も悪く精神状態も悪い状態であったため，診察に同行し，入院となりました。入院前の生活は，妹（未治療の精神障がい者）から1日100円くらいもらい，パンの耳やポップコーンしか食べることができなかったそうです。

入院中のBさんの様子

　入院後は，治療の効果もあり，徐々に落ち着き，病棟内では目立たない存在でした。しかし，病棟内で兄貴分だったC氏が退院したころから他患者の言動が気になるようになり，他患者の言動に口うるさく注意したり，ときどき大声や暴言が聞かれるようになりました。また，水分摂取量が増加して水中毒となりました。易怒性や攻撃性がみられ，他患者への攻撃もみられるようになっていきました。

　そのような経過の中で3年前より地域移行支援事業の対象者となり，支援を開始しました。支援の開始時は，B氏自身に退院する気持ちがまったくなく，不安の強い状況だったこともあり，「生活保護受給者で長期入院中の方に対する定期的な面接」という形で地域移行支援員として病棟に入った私が2週間に1回の面接を始めました。

　面接時にはB氏から「今日は何の話をしますか」と聞かれ，最近の状況や過去の話をしていましたが，B氏自身は退院する気持ちはまったくなく「あと3年は入院

しておきます」とくり返していました。また，会話中にだんだんと内容が支離滅裂になることが多く，私自身，退院に向けて顔なじみの関係になることが必要だと思う反面，面接の意義を見失いそうになることもありました。このころの私はＢ氏の退院後の生活の具体的なイメージはもてませんでしたが，「Ｂ氏がこのまま病院に入院していること」に違和感があり"退院"にむけた第一歩を探していたように思います。

退院に向けたかかわり

　私がＢ氏との定期面接を始めて１年経過したころ，病棟の退院調整を担当する看護師や受け持ち看護師と話しあい，病院内でのかかわりだけではＢ氏にとって具体的な生活のイメージがもてないのではないかということになり，地域の社会資源見学やデイケア体験を促すことにしました。しかし，Ｂ氏は看護者の同伴外出も拒否的だったので，Ｂ氏自身の「誰かのために役立つことをしたい」という気持ちに着目し，「受け持ち看護師が見学したい社会資源見学にＢ氏に付きあってもらいたい」「他の患者がデイケアを体験するのに１人では不安なので付きあってもらいたい」という形で社会資源見学やデイケア体験の実施をしました。見学に行くことに拒否的だったＢ氏ですが，行ってみての感想は「楽しかった」「出かけられてうれしかった」というものでしたので，見学や体験をくり返すことにしました。

　このころより，入院を継続することは認めるという条件でＢ氏の了解を得て２か月に１回の本人参加型の退院にむけた支援会議（参加者は支援チームメンバーでＢ氏，主治医，受け持ち看護師，退院調整を担当する看護師，精神保健福祉士，地域移行推進員）を実施することにしました。しかし，２か月に１回の会議では，Ｂ氏の目標が具体的にならないことや実施評価のタイミングがずれてしまうという状態になり，支援会議を１か月に１回のペースにすることにしました。

　定期的な支援会議を実施し退院に向けた支援を続けるなかでＢ氏は，支援会議が近づくと怒声が出るという状態をくり返しました。支援チームのアセスメントでは怒声は不安の表出方法の１つということで一致していましたが，退院支援が進むにつれて不安も強くなり病状悪化とみられるような状況が起こる危険性も考えられたので，病棟内でＢ氏に対する看護方針を再確認する目的で病棟内カンファレンスをしました。退院に対するＢ氏の不安は強くその反応として暴言などがありましたが，すぐに閉鎖病棟への転棟はせずに，病棟の看護師全員でＢ氏を支えようということになりました。

受け持ち看護師のとまどいと支援の方向性の決定

　そのような病棟カンファレンスを行った１か月後，Ｂ氏は受け持ち看護師に「病院にいたら食事も食べられる。雨が降っても濡れない。眠る場所もある。何より安心できる。僕は入院してはじめてこのような生活が送れるようになったのに」と話

しました。この話を聞いた受け持ち看護師は他の支援チームのメンバーに「病院が安心して生活ができる場所なら，Ｂ氏はこのままで良いのではないか」と話しました。私は，一瞬「えっ，何をいまごろになって」と思いましたが，その言葉は口にせず，同じ病棟の退院調整を担当する看護師に意見を求めました。退院調整を担当する看護師は「いままでのことや現在のことだけ考えたら，そう思うかもしれないけど，自分は退院したくなかった患者さんが退院して，病院では見られなかったうれしそうな顔をしていたり，退院後の生活を楽しんでいる姿をたくさん見てきた。自分はＢさんのそんな顔も見たい」と話しました。

　私は２人の看護者の会話を聞きながら「Ｂさんの気持ちを代弁したのが受け持ち看護師」であることに気づきました。また，Ｂ氏が最近「閉鎖病棟の保護室がいちばん良いです」といわれていた言葉の奥に「保護室にいるくらい病気が重かったら退院しなくていい。退院するくらいなら保護室が良い」という不安な気持ちが隠されていたこと，退院支援の中で本人の気持ちに寄り添うことが足りなかったことに気づきました。

　そこで，支援チームでの役割分担として，Ｂ氏の気持ちを聴き受け止め寄り添うのが受け持ち看護師，退院に向けて背中を押すのが退院調整を担当する看護師と地域移行推進員としました。また，主治医は治療方針について再度Ｂ氏と話すことにし，今後のことはＢ氏を中心としている支援会議で決定することを全員で再確認しました。

　支援の方法としては，Ｂ氏の「人の役に立ちたい」という気持ちと「Ｂ氏が頼りにしていたＣ氏に会って話したい」という気持ちを大切に支援の組み立てをしました。退院しても安心して自分のことを相談できる場所があること，住む場所があること，生活保護費で自分の生活が組み立てられることを知ってもらうという目的で，相談支援事業所やグループホームの見学と，生活保護を受けながらグループホームで生活しているＣ氏に会いに行く計画を立て，実施しました。グループホームで生活しているＣ氏の実際の生活の話を聴く中で，Ｂ氏がＣ氏に「３年後に退院しようと思いますがそれまで待ってもらえますか」と聴くと，Ｃ氏は「Ｂさん，自分には自分の望みがあるから，いくらＢさんのためでも３年は待てないなぁ」と答えました。続けて，Ｃ氏は「ここで一度泊まってみて決めればよい」と話しました。その言葉でＢ氏はグループホームの体験利用を決心しました。

　体験利用の実施にあたっては，退院前訪問を利用し，医療機関からの支援と相談支援事業所の支援を組み入れ，体験利用を重ねるなかで少しずつ支援の軸を受け持ち看護師から地域移行推進員に移していきました。体験利用の翌日には必ず診察をしてもらい，本人の気持ちを主治医と受け持ち看護師が共有するようにしながら進めていきました。体験利用を１日ずつ増やして７泊８日までやってから決めると言っていたＢ氏でしたが，３泊４日の体験利用終了後には自分から受け持ち看護師に「退院しようと思います」と話されました。地域移行推進員はその言葉を受けて

福祉サービスを利用する手続きをし，支援会議で退院日を決定し，B氏のグループホームでの生活がスタートしました。

退院後の支援

退院後のB氏の生活のサポートとして，当面は訪問看護を週3回，生活訓練を週5回，配食サービスで夕食と土日の昼食の確保をしました。これはB氏の「食事が食べられない」という不安や，人とのつながりがなくなってしまうという不安を少なくするためです。訪問看護も週1回は，不安の表出ができるように受け持ち看護師が行くように調整をしました。病棟の体制として「いつまで退院後の患者さんにかかわればいいのか」という課題はありましたが，B氏の退院にとっては必要なことだったので協力を得ました。この「いつまでかかわるのか」という課題を解決したのはB氏自身でした。退院して3か月経った支援会議で，B氏は「いつまで病棟の看護師さんは来られますか？」と聞きました。この日の支援会議で訪問看護を週2回に減らし，訪問看護師が訪問することに変更しました。以後は，1か月に1回の多職種多機関の支援会議は継続していますが，支援体制としては地域移行推進員が中心となり，必要に応じて病院の退院調整を担当する看護師や受け持ち看護師の協力を得ています。

B氏の退院支援や地域生活支援を通じて感じたことは，本人にわかりやすく具体的（見学や体験）に情報提供すること，本人の気持ちに寄り添うことと同時に本人の背中を押すこと（役割を明確にする），当事者（地域生活の先輩）の話を聴いてもらう機会をもつこと，入院中から退院後の地域生活の支援は続いていることを意識してかかわること（生活も続いているが支援も続くように），本人の生きてきた自分史を大切にすること（ナラティブを意識する），本人の気持ちや思いを6感（視覚・味覚・聴覚・臭覚・触覚・直感）で感じることが重要で，そこから支援が始まるということです。退院に至るまでの課題の1つ1つは，多職種で考えることや本人を中心とした多職種支援会議で広い視点で検討することによって，解決の糸口は見つかるのではないでしょうか。糸口が見つかったら，みんなで勇気をもってやってみることが必要ではないかと思います。

（東美奈子）

・・・・・・・・・・・・・・・・・・・事例のポイント・・・・・・・・・・・・・・・・・・・
- 本人の気持ちや想いを傾聴し，視覚・聴覚・臭覚・味覚・触覚・直感で感じる。
- ナラティブを意識し，ケアや支援の工夫をする。
- 支援チームで情報共有や意見交換をし，多面的な視点でかかわる。

2 專門的知識・專門的技術

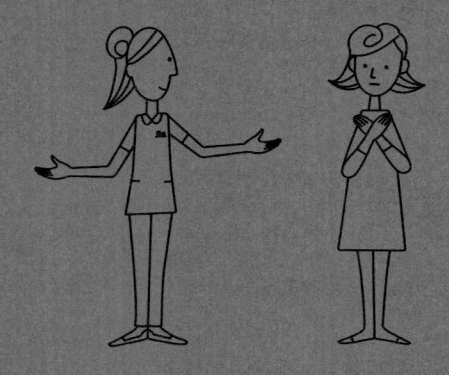

2 専門的知識・専門的技術

1 看護過程と記録

● 基本的考え方

　看護記録は，医療法上2年間の保存義務がある。主な看護記録は，経過記録と看護計画に関する記録である。この2つの記録は患者ごとに記載されている必要がある。

　経過記録には，個々の患者について観察した事項やアセスメント，実施した看護の内容，評価が記録される。経過記録には主に文章で書かれる叙述的記録と，数字や記号を多用して観察事項の経時的変化をとらえやすいようにした体温表形式の記録がある。看護計画には，個々の患者に適切な看護を提供するために，目標，具体的な看護方法などが記載される。

①精神科看護の看護過程

　看護が実践される際の，考え，実行し，振り返るプロセス，すなわちアセスメント，プラン，実施，評価のサイクルとして展開されるのが，看護過程である。精神科看護の看護過程の特徴は，非自発的な治療に伴う看護のように看護計画の実施が患者に受け入れてもらえないなどの摩擦が生じる中での展開となることもある点である。

　立案された看護計画は必ずしも実施に結びつかず，困難な事態に至ることがしばしばある。とはいえ，看護計画は可能な限り，患者への開示，協働での策定が追求されなければならない。

　看護アセスメントは，身体的，心理社会的，倫理的などの多様な側面から幅広

く行われる必要がある。また，アセスメントを行う際には，データがどこで得られたものであるかにも注意を払う。病棟の生活場面だけでなく，作業療法場面，病院外の活動，外泊時の様子など，多様な場面での患者理解からアセスメントがなされなければならない。病棟での生活場面で得られたデータは，病棟という環境に規定された患者の一側面を表しているにすぎないのであるから，そのデータを過大に評価することのないようにする。

閉鎖病棟の長期入院患者のアセスメントは，悲観的なものとなりやすく，前向きの看護展開がはかられないことがある。その結果，継続した入院となり地域移行への芽が摘み取られてしまうことになることがある。希望をもてる楽観的で未来志向のアセスメント・マインドで臨みたい。

②看護過程と記録

看護過程は，記録され保存されることで対象理解の重要な情報源となる。想定していたこと（仮説），かかわりとその評価が記録された適切な看護記録の内容を検討することで，対象理解は深まる。

精神科看護でよく使われている記録方式にPOS（problem-oriented-system）とフォーカスチャーティングがある。POSの経過記録はSOAPで記載されるが，これは「考える」過程を中心とした記録である。得られたデータから何を考えたか（アセスメント）を記録することを重視していて，アセスメント能力の向上を期待した教育的な記録方式といえる。

フォーカスチャーティングは，経過をDARに区分して記録する。この記録方式は，患者－看護者の相互作用が記載しやすい。看護計画の実施が抵抗にあう状況などケアへの患者の反応を振り返ることを通して臨床から学ぶのに適した記録方式と言える。記録方式の選定は，何を目的とするかによって各々の方式の特性を考慮してなされる必要がある。

③記録の活用と意義

看護記録には医療チーム内の情報共有，伝達の機能があり，医療・看護の継続

のために欠かせない。看護記録は、行われた看護を評価し、以後の看護をよりよいものとするためにも活用される。蓄積された看護記録は、振り返りの材料となることで看護技術の開発に役立つ。

　なぜその看護が行われたかの根拠が記録されることで、訴訟の際の証拠としても重視される。精神保健福祉法をはじめ、医療関連法規の法的な要件、診療報酬上の要件を満たしていることの証明も、看護記録や診療録等の記録による担保を要求されることが多い。医療事故が起きたときには記録に基づいて家族や関係者に説明しなければならないし、警察から証拠として提出を求められることもある。

④何をどのように記録するか

　看護記録に要求される諸要素を満たすため、各施設で記録に関するガイドライン（指針）を策定し、統一した方法で記録する必要がある。一定期間ごとに記録がガイドラインに沿ったものとなっているかどうかの点検、検討も行われなければならない。

　看護記録は、できるだけ観察可能な状況を具体的に描写すること、患者の言葉そのものを記載することを心がける。看護者の観察したことについて、その場で考えたこと、感じたことも記載する必要があるが、観察したこと（見たこと、聞いたこと）と区別した表現となるようにすることが望ましい。患者からの要求によって開示されることを前提に、患者に不快感を与える表現となっていないかどうか点検する。法的な資料となることもあることを意識し、改ざんの疑われる修整液や消しゴムの使用はしない。また、空行をつくらないなどの注意を怠らない。

⑤情報開示と看護記録

　本人から診療録等の開示を求められたら、個人情報保護法の規定に沿い、開示を行わなければならない。看護記録も医療分野における個人情報であり、開示請求の対象となる。

⑥クリニカルパス

　治療プロセスの標準化，入院治療と地域医療の連続性，連携の確保などを目的に退院までの計画を表にしたクリニカルパス（以下，パス）が開発されている。活用されているパスには，急性期医療用パス，アルコール治療プログラム，ECT施行パス，などがある。運用できるパスであるためには，開発にあたって医師はじめ多職種の参加が必要である。パス開発の過程は，それまでの治療を見直し，より合理的で効率的な治療経路を創造する医療チームの協働過程である。

　バリアンスを少なくするためには，精神科医療領域のパスでは時間軸の設定に工夫がいる。標準化が困難な領域については，個別にオーダーメイドの項目が盛り込めるようにすると活用しやすい。

⑦電子カルテ

　診療録等の医療情報の電子化は，1999年の厚生省通知によって可能となった。この通知は，電子カルテに真正性（書きかえ消去防止，責任の明確化），見読性（容易に見ることができ書面にできる），保存性（法定期間内の保存）の次の3つの要件を満たすことを要求している。

　2001年には，政府は「5年以内に世界最先端のIT国家となる」との目標を掲げてe-JAPAN戦略を発表。この方針のもと，厚生労働省は電子カルテ導入に補助金を交付し，普及に乗り出した。しかし，普及は遅れている。

　電子カルテは，多職種による情報の共有，検索や情報分析の容易さ，文書作成の簡便さなどの利点がある。電子カルテを診療，看護上の「思考を支援するツール」と考えると，検索機能などを充実させれば紙媒体のカルテよりすぐれたツールとなる可能性がある。

　電子カルテの機能と重なる部分もある医療情報システムの1つであるオーダリングシステムの活用で検査や処方などの指示を関連部門に伝達し，病院内の情報処理業務を迅速化することができる。このシステムを導入している医療機関は多い。

　電子カルテは，情報へのアクセスが容易であり，プライバシーの保護という観

点から医療者の倫理的感性が高くなければ問題が起きることもある。操作についての教育と合わせ，倫理教育も課題となる。また，看護過程の展開が容易に行えるような「看護支援システム」が導入されることもあるが，看護計画が標準化されることで，患者の個別性の反映や患者との話し合いで計画を立案していくという側面が薄れがちとなることに留意する必要がある。システムに依存しすぎて，考えない看護計画が量産されることになると，看護者の資質，看護の質が落ちることになりかねない。

Advance1

看護記録の作成において普段から気にかけておくべきこと
－もしもの時，看護記録は裁判においてどのように取り扱われるのか

●あるべき看護記録の姿

　そもそも，看護記録は，患者の状態や看護者の処置などを正確に記録に留め，患者の治療に役立てることにその目的がある。特に，複数の看護者が1人の患者にかかわるチーム医療においては，看護記録の連続性が重視されることから，看護記録の作成においては，日ごろから，すべての看護者が下記の点に注意して看護記録を作成し，看護記録の水準が一定程度保たれるよう心がける必要がある。

①観察，看護行為，医師からの指示など事実関係を漏れなく正確に記載する。
②一見重要と思われないような事実，あるいは作成者が「おや？」と感じた印象なども記載する。
③文字は読みやすくていねいに記載し，当該医療機関内のみで通用するような造語，略語は記載しない。看護記録は，記載者以外の者も目を通すということを忘れてはならない。誰が読んでもわかるというのが理想的な記録である。
④感情的な記載は避ける。看護者といえども人間である。対応が難しい患者に対し，感情的になる場面があってもおかしくはない。しかし，そこは専門家である以上，極力冷静な対応が要求されるし，その冷静な対応は，看護記録にも反映されなければならない。
⑤記録の加除訂正
　いったん看護記録に記載した内容を加除訂正する場合，記録の作成過程も保存

するという観点からは，修正ペン，修正テープは用いず，2本線を用いて記載を削除して欄外に加筆するなどし，加除訂正箇所に記録作成者が押印をして，誰が，何を，どのように加除訂正したのか，後からでも判別できるようにすべきである。同様に，電子カルテについても，加除訂正の痕跡が残るよう，定められた手順に従い加除訂正を行うこととなる。

　加除訂正の過程も明らかにしておけば，記録の改ざんについて後からあらぬ疑いをかけられることはない。

●精神科に関する医事紛争での看護記録の位置づけ

　では，いったん医事紛争が起こってしまった場合，看護記録はどのように扱われるか。

　患者側から，医療機関側に対し，損害賠償等の法的請求がなされた場合，患者側，医療機関双方で看護記録を含む医事記録が精査される。話しあいにより紛争が解決されない場合，舞台は民事訴訟手続，一般には「民事裁判」と呼ばれている手続きに移る。医事紛争が「民事裁判」に移行した場合，看護記録はほかの医事記録とともに「書証」（書面による裁判の証拠）として裁判所に提出され，裁判官の目にも触れることとなる。

　なお，近年，医師や看護者も，医療事故に起因する業務上過失致死傷罪により，刑事責任を問われる事案が見受けられる。このような場合，看護記録は刑事事件の資料としても用いられる可能性がある。

　ところで，精神科においては，他科と異なり，患者の状態を客観的に示す検査データが少ないため，患者の言動，動静などを観察した結果から診断や治療の妥当性を判断せざるを得ないことが多い。そのため，精神科の医事紛争においては，診断や治療の妥当性を審査するにあたって，看護記録が比較的重要な証拠として取り扱われる可能性が高い。

●不備な看護記録が裁判でどのように扱われるか

　このように重要な位置づけをされている精神科の看護記録に不備があった場合，裁判でどのように扱われるか。

1. 記録漏れ・誤記

　看護記録は，複数の看護者が引き継ぎながら作成されることが多い。従って，D看護者の作成した看護記録に必要十分な記載がなされているのに，次に患者を引き継いだE看護者が作成した看護記録には，たとえば時間の記載がなかったり，患者の様子について誤った記載がなされていると，それだけでE看護者の看護水準に疑問を抱かれるおそれがある。その意味でも，チーム医療においては，看護記録の記載に関する技術も皆が一定水準を保っておく必要がある。

　また，事件で争点となっている事実に関し，看護記録に記載がない場合，後から法廷証言などで記載されなかった事実の存在を証明しようとしても困難をきたすことが多い。

　たとえば裁判で，〈院内での患者の経過観察が不十分であったために，他患への他害行為が生じたのではないか〉という点が問題となったとする。この事案で，担当の看護者が，当該患者の他害行為の直前，患者の病室を巡視しており患者の様子に異常がなかったことを確認していたとしよう。この巡視について，巡視時刻，巡視内容，その際観察した患者の様子が，

〈2：00　定時巡視　患者様は自室で落ち着いて入眠されていた〉

などと漏れなく正確に記載されていたならば，後に他害行為直前の患者の様子が問題となったとしても，裁判では，「当該患者には他害行為の直前，他害行為を伺わせる異常はなかった」という認定がなされる可能性が高い。通常，看護記録は，予断を入れずに客観的に作成され，事後改ざん，破棄がなされない限り，「信用性・客観性」が高いと評価されるからである。

　しかし，この担当看護者が，うっかり看護記録に深夜2時の巡視状況を記載しなかった場合，裁判で当該看護者が，証人尋問などで「きちんと巡視を行った」とか「当時患者に異常はなかった」と証言しても，他にその証言を裏づける客観的証拠が存在しない限り，当該患者に異常はなかったと認定される可能性は低くなる。紛争が表面化したのちに作られる証拠は，一般に信用性が乏しいからである。看護記録に記載のない事実は，裁判になった場合，存在しなかったと認定され得るのである。

2. 不正確な記載，多義的な記載

同様に，不正確な記載，多義的な記載も，裁判になってからでは，容易に訂正できない。

たとえば，先ほどの例で，E看護者は患者が他害行為を起こす直前の深夜2：00に巡視を行い患者に異常がないことを確認していたが，看護記録には不正確に，

〈1：00　巡視　患者様は落ち着いて入眠されていた〉

と記載してしまったとする。E看護者は法廷で，「深夜2時にちゃんと巡視を行った。その時，患者には何ら異常はなかった」と証言するだろう。しかし，看護記録の記載に従うと，E看護者が患者を巡視したのは深夜1：00と認定されてしまうので，E看護者の証言を裏付ける他の客観的な証拠が存在しない場合，裁判所がE看護者の巡視を深夜1：00と認定する可能性も十分あり得る。この例では巡視の時間が争点となっており，E看護者が事実と異なる証言を行う背景が存在するからである。

同様にいかようにも解釈できる多義的な記載も，後に裁判での訂正が困難な場合がある。医事紛争は，いつ何時生じるかわからない。「疲れているから」，「面倒くさいから」，「少しだけなら」と不正確な記載や多義的な記載を行っていると，後に思いもよらない不都合が生じることがある。

3. 記録の改ざん，破棄

医事記録の改ざん，破棄は論外である。看護記録に限らず，医事記録の改ざんや破棄を行うと，インクの状態，前後の文脈，レイアウトなどから前後の記録との整合性に不自然な箇所が発見されることが多い。また，裁判においても，裁判官は，正面切って記録の改ざんや破棄の認定はしないものの，当該記録の信用性については強い疑問を抱くようになる。

たとえ不都合な事実であっても，真実を語るほうが，結局は紛争を解決に導くことが多い。記録の改ざんや破棄を考える暇があったら，ていねいで正確な記録をすべきである。

4. 看護師の見立てしか記載されていない記録

　ある看護記録に〈……発汗などあり悪性症候群の危険性も考えられる〉との記載があるものの，ほかに悪性症候群を否定する記録が存在しない場合，裁判で悪性症候群の発生が認められるであろうか。

　前述のように，看護記録は医療の専門家である看護者が作成した記録であり，その医学的知見については，裁判所も一定の評価を与えている。もしも，前述した看護師の見立てに根拠がなかったとしても，いったん法廷にこの記録が提出された場合，裁判所は，この記録に基づき悪性症候群の発生を認定することもあり得る。

　看護者は，医療について最終的な判断を下す立場にはない。重要な判断については，必ず医師の判断を仰ぎ，その旨を記録に残すべきである。

5. 最後に

　本稿では，看護記録を裁判における証拠としてとらえ論じてきた。医事紛争が日常化する中，看護者が適正な看護業務を遂行し，裁判となった際，それを立証することができるように備えるためには，本稿のような議論もやむを得ないのかもしれない。

　しかし，そもそも看護者の使命は，日々の看護を通して，患者の治療，社会復帰に貢献することにある。従って，看護記録作成の目的も，患者に対し適切な医療を提供するために，患者の状態や看護行為を記録化することにあり，適切な看護が実施され，その記録が本来の目的に添って作成されているならば，おのずとその看護記録は，適切な看護を証明する資料となってくれるのである。

（内嶋順一）

Advance2

「あいまいな表現はしない」をめぐって

　『日本看護協会看護業務基準集 2004』[1]の「記録で行うべきこと，行ってはいけないこと」の1つに「『～と思われる』『～のように見える』といったあいまいな表現はしない」ということが挙げられている。

　このことを意識して本ガイドライン「看護過程と記録」の「④何をどのように

記録するか」では,「看護記録は,できるだけ観察可能な状況を具体的に描写すること,患者の言葉そのものを記載することを心がける。看護者の観察したことについて,その場で考えたこと,感じたことも記載する必要があるが,観察したこと(見たこと,聞いたこと)と区別した表現となるようにすることが望ましい」とした。

プロセスレコードでは,「見たこと・聞いたこと／感じたこと・考えたこと／言ったこと・行ったこと」に区分して患者と看護者の間に起こったことを記録する。臨床の看護記録もこの区分を踏まえて書けば,無用な混乱は生じないだろうと考えたのである。「感じたこと・考えたこと」は,「○○と思われる」とか「○○のように見える」という表現になることもあるのではないか。それでも,読み手が「見たこと・聞いたこと」と区別して読めるのであればよしとすべきとしたのである。

この問題は,「主観的表現は好ましくない」「客観的なことを書くべき」などのように主観,客観についての論争になることがある。しかし,患者の行動,言動,コミュニケーションの記録は,すべて看護者が五感で受け止め,認知したことを記録するのであるから主観的なことを排除することはできない。そもそも「客観」とは何かという問題もある。このような不毛な論争を避けるために「見たこと,聞いたこと」と「感じたこと,考えたこと」が「区別した表現となるようにすることが望ましい」としたのである。

先に挙げた日本看護協会ガイドラインの「あいまいな表現はしない」という命題についても,ベイトソン(G.Bateson)のコミュニケーション論の視点で考えると,そう簡単には割りきれるものではない。

言葉,あるいはコミュニケーションは3つのレベルに分けて考えることができる。言葉そのものの内容,準言語といわれる語調(言葉の強弱,抑揚,早さなど),それに非言語レベルの表情,動作の3つのレベルである。言葉の内容そのものは,たとえば「ふらついて困るんですけど……」というデジタルな記号そのものとして記録することができる。しかし,準言語,非言語を文字で表現しようとすると,どうしてもあいまいなものとならざるを得ない。ある看護者は,「苦しそうな表情で言った」と表現するかもしれないし,他の看護者は「表情をゆがめて弱々しく小さな声で言った」と書くかもしれない。どのように見えたかは,

看護者個々によって異なる。言葉の準言語，非言語レベルは一定の解釈の幅をもって受け止められるためアナログ的だといえる。

　言葉そのものだけでなく，あいまいさを免れ得ない準言語，非言語について記録しておく必要がある。それは，言葉の内容そのものであるデジタル的な情報は，アナログ的な準言語，非言語レベルの情報によって解釈が方向づけからである。「『ふらついて困るんですけど……』と笑いながら言った」と記録されてあれば，そう言われた看護者は患者が切迫感をもっていないと理解するだろう。少なくとも「何とかしてほしい」ということを伝えようとしていないのではないかとの解釈が可能である。

　Eメールで絵文字を使うのは，デジタル記号である文字だけでは，真意が伝わるか不安だからだろう。この「文字はこのように解釈してほしい」という日常の会話での準言語，非言語としての情報を絵文字を添えることで伝えようとしているのである。準言語，非言語レベルの言葉は絵文字のようなあいまいさが特徴であり，その文字による表現もあいまいなものとならざるを得ないのである。しかし，コミュニケーションにおける準言語，非言語的な情報を記載しないことは，そのコミュニケーションの場での文脈が伝わらないため，記録の有用性を低下させる。あいまいな表現となってしまっても準言語，非言語レベルのコミュニケーションは書かなければならない。

　また，同じく『日本看護協会看護業務基準集 2004』の「記録で行うべきこと，行ってはいけないこと」中の「攻撃的 な表現はしない」「患者にレッテルをはったり，偏見による内容を記録してはならない」に相当する部分は，本ガイドラインでは，「患者に不快感を与える表現になっていないかどうかを点検する」と包括的に規定してある。

（吉浜文洋）

事例　看護記録における看護者の記述をめぐって

　新人看護者の記録内容をチェックしていると，次のような記述が見られました。
〈患者が，突然大きな声で，意味不明な言葉を発し，妄想の発言がみられる〉
　この記述に対し，私はこの新人看護者に次のように指摘しました。「この記録を患者さんが読んだとき，どのように感じると思いますか？　それに『意味不明』『大き

な声』『妄想』などとあなたの考えをそのまま記録してしまうと，患者さんの立場からすれば，『私のことをわかってくれていない。あなた自身がそのように考えたことでしょう』と不快感をもってしまいかねません。そのことを想像しながら，記録を書いていく必要はあると思います」。

そして私はこの新人看護者に記録の際の要点として，①ありのままの事実を記載する，②具体的な事項を加える，③勝手な判断は加えない，というポイントを伝えました。

この新人看護者はこのアドバイスを基に，先に挙げた記録と同じような場面に遭遇し，その場面を〈12時に，患者が，ホールにて「世界平和を守るため，私が戦う」などと，汗を流しながら，看護者に話している〉と表現しました。短い一文でありますが，記録から受ける印象はだいぶ変化しました。

また，実際のかかわりにおいても変化がみられました。記録に関する指導を行う以前には，この新人看護者の患者とのかかわりは直感的なものであり，患者の気持ちを深く考えることもなく，思いつくままに対応しているように見えました。しかし指導を受けてからは，患者さんの1つ1つの行動，しぐさ，視線などを注意深く観察するとともに「患者さんはどう感じているのか」を考え，自分のケアを振り返ることができるようになりました。また，自分の記録だけでなく，他の看護者の記録についても関心もつようになり，自分と他の看護者とのケアの違いや感じ方の違いに気づくことができ，患者さんを広い視野でみる契機となっています。

★

日ごろ，行っている記録の表現や言葉使いや内容が，視点を変えてみてみれば，読み手（カルテの開示請求があった場合を想定すると，当の患者に）に不快感を感じさせたり，人格を否定したものであったり，権威的な表現になっている危険があります。記録を付ける際にはこのことに自覚的である必要であり，病院としても，教育・指導していく必要があります。

精神科では，表情を表す記録が難しいことがあり，他のスタッフとの共通意識をもつことが難しいこともあります。そうした場合，患者の表情についての共通のスケール（患者の表情を絵や図などを用いて表情の状態を示しておく方法）などもつことで，具体的な記録作成の一助になります。

（須田幸治）

---------- 事例のポイント ----------
- 看護記録はありのままの事実を記載し，具体的な事項を加え，勝手な判断は加えない。
- 正しい記録は，正しい患者理解につながる。
- 自分以外の人が記録見た場合にどう見えるかという視点をもつ。

2 専門的知識・専門的技術

引用・参考文献

Advance2

1) 日本看護協会編：日本看護協会看護業務基準集，日本看護協会出版会，P214, 2004.

2 専門的知識・専門的技術
2 コミュニケーション

● **基本的考え方**

　人が互いに影響しあう過程すべてがコミュニケーションである。メッセージの送り手と受け手との間の対人プロセスがコミュニケーションであり，そこには様々な相互作用が展開している。

　このように，コミュニケーションはプロセスであり，時系列的に進行し不可逆である。意識していなくても何らかの影響を与えることはあり（無意図性），常に動的で，一期一会の状況的要因（コンテキスト）に依存しているため，同一のコミュニケーションというものはない。

　精神科看護の実践過程においては，メッセージの受け手として患者の気持ちや意図を正確に察知するとともに，送り手としては看護者自身の気持ちや意図を簡潔に患者に伝えることを心がける。

①信頼関係確立のためのコミュニケーション

　協働で問題解決にあたるには，信頼関係が必要となる。信頼関係の構築は，コミュニケーションを介してなされる。

　信頼関係を築くには，相手の気持ちをくみ，何を伝えようとしているのかを受けとめる必要がある。コミュニケーションに齟齬が生じている場合には，メッセージの受け手として何か受けとめ損ね，期待に応えていない可能性がないか検討する必要がある。また，コミュニケーションの過程で感じた自分自身の感情を含む「異和感」を率直に患者へ伝える工夫をすることで対象理解が深まる。

信頼関係を確立するうえでのコミュニケーションの困難さは，コミュニケーションの不可逆性，無意図性，一期一会性，コンテキスト依存などの要因が関係している。同一のコミュニケーションはありえないのだから，コミュニケーションのマニュアル化は困難である。

②患者との円滑なコミュニケーション技術

統合失調症，認知症，発達障害などの疾患や障害に影響されて適切なメッセージの発信が困難になると，円滑なコミュニケーションがはかれないことがある。また，薬物の副作用などによる構音障害で聞き取ることが困難なこともある。メッセージを受ける場合には，送り手のあらゆる言語的，非言語的（語調，表情，行動等を含む）表現に注意を払う。

メッセージの送り手としての看護者は，口の動き，表情が伝わるようにマスクを取る，短い言葉で歯切れよく話すなどを心がける。また，図，文字等の視覚情報を活用するなど，障害特性に合わせてメッセージの送り方を工夫する必要がある。

対人関係への不安から人とのかかわりを避け，孤立してしまう傾向にある患者とのコミュニケーションでは，看護者が安心，安全でおびやかさない存在であることを示すことが基礎となる。相手を緊張させないリラックスした態度，向き合い方，アイコンタクトなどを工夫し，環境の快適さ，プライバシーへの配慮も怠ってはならない。

③患者のコミュニケーション技術の向上

ひきこもり傾向で，意思表示をすることの少ない患者へは特に，挨拶すること，こまめに声をかけることを心がける。長期入院や薬物療法の副作用で，他者とコミュニケートする機会の減少，おっくうさ等でコミュニケーション能力が低下していくことが考えられるからである。

患者のコミュニケーション技術を向上させるためには，SST（Social Skills Training：社会生活技能訓練）などのプログラムへの参加を通したトレーニング

も必要である。本人のコミュニケーション上のニーズをテーマに行われる SST の基本訓練モデルは，送信技能を高めることを主な目的としている。この技能が獲得されれば，場にふさわしい表現で的確に意思の伝達ができるようになる。

Advance

コミュニケーションと自己理解

　ペプロウが，看護は看護者と患者の人間関係であると述べてから，すでに半世紀以上が経過した。しかし，いまもこの考え方が日本の看護界に定着しているとは思えない。人間関係の核心である主体と主体の相互作用，すなわちコミュニケーションの成立条件についての適確な理解が浸透していないからである。

　コミュニケーション理論の先駆者ミード（M.Mead）によれば，「コミュニケーションは相手の視点を取ることによって成立する」。ミードのコミュニケーション論を統合失調症患者の精神療法に応用し成功を収めたのがサリヴァン（H.S.Sullivan）であり，彼の考え方を看護に導入したのがペプロウ（H.E.Peplau）である。つまり，ペプロウはコミュニケーション論の基本に沿って，患者とのコミュニケーションを成立させることが看護の出発点であることを示したことになる。

　ペプロウが看護者と患者のやりとりの綿密な検討を通じて，援助的なコミュニケーション技法を体得するための方法として考案したのがプロセスレコードである。プロセスレコードはオーランド（I.J.Orland），ウィーデンバック（A.Wiedenbach）による工夫が加わることによって，必要な援助を明確にする力をつけるための学習法として洗練された。日本でも，プロセスレコードは早くから紹介されてきたものの，このような理論的・歴史的背景には注目が集まり難かったことが，援助関係論の浸透を阻害してきたように思われる。

　ここで，ミードの規定に，ベイトソン（G.Bateson）による「コミュニケーションとは互いのずれを埋めることである」という規定を重ね，コミュニケーションの成立に至る過程をたどってみよう。人は異なる立場をとり，異なる視点から現実を見ているため，互いの思いがずれることを避けられない。しかし，自分の思いと相手の思いとの間にずれがあることに気づき，このずれを埋めたいと痛切に思えば，そこからコミュニケーションへの試みが始まる。どちらか一方の試みに

相手が応じ，互いに相手の視点にふれ，通じあえたという実感が共有された時，コミュニケーションは成立したといえる。

　しかし，双方ともずれに気づかない場合や，気づいても埋めようとしない場合は，互いに相手に刺激され反応を返しあう相互作用という意味での人間関係は生じていても，コミュニケーションは成立していない。このように，独り言を言いあっているに過ぎないやりとりを，かつて植島啓司はデュオローグ duologue と揶揄したが，近年はデュオローグでも一向に構わないとする風潮が強まっているようである。

　以上の理解を踏まえて，看護者と患者の相互作用とコミュニケーションの関連について検討してみよう。ペプロウは，看護者と患者の間で相互作用が行われていても，互いの意図についての確認が行われていなければ，看護が適切に行われているとは言えないと指摘している。確かに，看護者が患者にとって有益と思える看護行為を思いついても，その意図を患者に適切に伝えなければ，ケアが無効なばかりか患者の苦痛を増強させることになりかねない。

　たとえば，精神的な混乱状態で入院となり，安全の確保には隔離と拘束が不可欠と考えられる急性期患者の場合について考えてみよう。看護者が，隔離・拘束が必要と考える理由，すなわち身体的な安全の確保について患者の理解を求め，患者の苦痛を最小限にするよう努めるつもりであることを伝えなければ，患者は怒りや屈辱感を抱き医療スタッフへの不信感が尾を引く。つまり，患者のコミュニケーション能力低下を理由に，看護者が患者とわかりあう努力を放棄すれば，ケアの質は低下する。患者がどう思おうと必要な介入は実行して構わないと割り切る看護者は，患者を苦しめることになるのである。

　患者との意識のずれを埋めていくために，双方向的なやりとりに患者を誘い入れようという問題意識が看護者の側にないと看護は成り立たない。そして，患者に意識がある限り，患者の反応を受け止めて返すことによって，コミュニケーションに根ざすケアを成立させることは可能である。

　人間関係論の視点に立つ看護実践とは，このように看護者が患者との間で，相互に主体である同士のコミュニケーションを通して援助関係を成立させ継続していくことである。看護者も患者も相互に主体であるからには，互いの思いにずれがあって当然である。ところが，看護者は自分の考えを患者が了解し協力してく

れるはずと思い，患者もまた自分の要求を看護者が受け入れてくれて当然と思ってしまいがちである。そこで，看護者，患者の双方がずれに気づくことを通じて，合意形成に至る過程を導く高度なコミュニケーション能力によって援助関係の形成を主導することが，看護者には要求されている。

人間のコミュニケーション能力には，相手から送られてくる刺激への敏感さと応答の素早さ，そして，相手からの刺激によって自分の中に生じた感情反応への意味理解の深さという2つの側面がある。人間関係の中でわれわれの味わう感情反応は，生命活動の順調さを意味する快感（＝親密感）と，不調を意味する不快感（＝異和感）に大別できるが，それぞれにさまざまな感情が入り混じりながら変動しつづけている。

ミードによれば，こうした感情の動きへの察知とさまざまな感情の識別を出発点として，自分の状態，相手との相互作用，両者の置かれた状況についての理解を深めていく内省のプロセスが，コミュニケーションの成立を支えている。つまり，看護者と患者の双方にとって，内省を通じた自己理解の深化こそが，援助関係の形成を支える条件なのである。そのことを多くの看護者が実感できるようになった時，人間関係論に根ざす看護が臨床現場に定着したといえるだろう。

（宮本真巳）

事例　対象者の拒否の裏にある思いをとらえそれに留意したかかわり

D氏の表す拒否の言動の裏にあるもの

D氏は統合失調症で，50代の女性です。他者とうまくコミュニケーションをとることができず，ひきこもりがちでしたが，母親への暴力がきっかけとなり，2度目の入院となりました。

D氏は入院当初から食事時以外にデイルームへ来訪することがほとんどなく，看護師や，他のスタッフが廊下で挨拶しても「うるせえ，ばかぁ！」と睨みながら暴言を発し，小走りで自室に戻るといった行動が続きました。また，日中でも病室のカーテンを閉め，他者とかかわることなく臥床して過ごすことがよくありました。このようなD氏に対して誰もが嫌悪感を抱き，批判的感情や関係を拒否するような陰性感情を抱いていました。

D氏は孤立し，スタッフとの関係もうまくとることができず，治療どころではなく，医師を交えたケースカンファレンスをくり返し行いました。カンファレンスを重ねるごとに，D氏の気持ちをわかっている看護者が1人もおらず，D氏と看護者

の間に気持ちのずれが生じていると感じられました。まだこの時には，Dさんの言動の背景に隠されている事柄について気づくことができず，まずはコミュニケーションをとりながら，D氏に寄り添うことから始めてみることになったのです。

D氏へのかかわりと変化の兆し
　D氏とコミュニケーションをもつ時には，特別に意識するのではなく他の患者と同じようなかかわりを心がけました。会話や言葉使いなど言語的には〈短い簡単な言葉の表現を使う〉，非言語的には〈視線を合わせる〉，〈微笑みかける〉を徹底し，睨まれても，スタッフは笑顔で接しました。
　病棟内での生活や活動参加時などの行動については，〈肯定すること〉〈褒めること〉〈一緒に考えること〉を対応の基本としました。これにより，次第にではありますが，個室使用から２人部屋となり同室患者との関係が築け，限られた病棟スタッフとのコミュニケーションがもてるようになるなど，D氏に変化がみられはじめました。その後も，D氏は他患者との交流が比較的少ない映画鑑賞や，音楽鑑賞などの活動に参加するようになりました。また，年間行事である夏祭りやクリスマス会にも参加できるようになりました。
　しかし，ゲートボールや卓球などの競技的な活動と園芸や，合唱などの集団活動へはあいかわらず他者と比較されることを嫌い拒否は続き，活動中のスタッフの動きやスタッフの他患者へのコミュニケーションの取り方に，とても敏感に反応していました。
　D氏は安心できる特定の患者や病棟スタッフとのコミュニケーションが可能なことや，競技性の低い活動への参加はできることから，個別SSTを取り入れ〈表情の作り方〉〈話しかけ方・断り方〉などの訓練を開始しました。ある日，D氏から「相手からの話しかけに対してどのように答えたらよいのかわからなかった」「人への対応をどのようにすればいいのかわからなかった」という言葉が聞かれたとき，D氏の思いが聞けてうれしくなりました。また，D氏の表す拒否の言動の背景には，他人から「ばかにされている」とか「睨んでいるのがいて怖いから」と被害的な認知があることがわかりました。このため，他者とのかかわりを嫌い，常に表情が硬く，言葉も乱暴になり，集団での活動を拒否していたのです。また，映画観賞を行っている時にD氏が見に来ることがあったとのスタッフから情報もあり，活動への興味はあるが積極的に参加することができずにいるのではないかという意見が挙げられました。スタッフは，このようなD氏の言動を「人とかかわることへの不安」の表れが非言語的なサインとして表出されたものであるととらえ，これまでの拒否的な態度や暴言の原因が明らかになったことで，会話の訓練をくり返し行うことにしました。

現在では

　現在は，行動範囲が拡大し，グループSSTに休まず参加し，院外で行う実生活拡張訓練（IVAST）にも参加するようになりました。その後，福祉サービスを利用しながら退院に向けて活動し，支援スタッフとも良好な関係が構築され，生活の幅が広がってきています。退院という目標がはっきりしてからは，集団活動にも積極的に参加し，スタッフとも良好な関係を取れるようになってきています。本人の工夫やがんばり，スタッフと一緒に活動した後の充実感などによって，だんだんと自分自身が物事への対処ができるようになり，また，それを支援しているスタッフのかかわり方に対し，笑顔で感謝することが増えました。また外出時の不安や心配もSSTを利用しながら徐々に解決できるようになってきています。

　看護スタッフや他患者を睨みつけるといったD氏の拒否的態度は，どのように人と対応すればよいかわからないなかでD氏が示し得た表現の仕方でした。患者が示すサインはさまざまであり，私たちはその小さなサインも見逃すことなく，その人にあったコミュニケーション手段を模索しながら看護をすることが大切なのだと思います。

（高橋寿義）

事例のポイント

- 患者の非言語的な表現の裏にある思いに気を配る。
- かかわりの中で見られる対象者の変化を見逃さず，かかわりに活かす。
- カンファレンスを通じて多角的に患者の状態をとらえる。

2 専門的知識・専門的技術
3 セルフケア・アセスメント

● 基本的考え方

　本来，人は成長の過程で自分自身の力で生活し生き抜いていくための諸能力（セルフケア）を学び，身につけていく。セルフケア行動は，注意力，身体能力，洞察力，意思決定し行動する力，知識を得て活用する力，対人関係を確立する力，環境を調整する力などを用いることによって展開される。疾患や障害によりセルフケアが十分に行えない場合には，他者によるケアが必要となる。看護援助はセルフケアの不十分さを補うことになるが，その目的はセルフケア能力を回復させることにある。看護援助にあたっては，単にセルフケア不足を補うだけでなく，セルフケ能力の低下を防ぐ，維持増進するための働きかけも必要である。

　なお，セルフケア看護モデルは，基本的にアセスメントのためのツールであり，セルフケアという視点から看護援助を考えるために活用される。

①セルフケアの6つの領域

　精神科看護では，以下のようにセルフケアの6つの領域（オレム・アンダーウッドモデル）に分けてアセスメントするのが一般的である。この6領域は，人がもつ基本的欲求を充足させるために行われるセルフケアである。
(a) 空気・水・食物：呼吸，水分や食物の摂取に関係するセルフケア。
(b) 排泄：便，尿の排泄に関するセルフケア（女性の場合は生理も含む）。
(c) 体温と個人衛生：体温の維持，身体の清潔に関連したセルフケア。
(d) 活動と休息のバランス：運動，仕事などと休息，睡眠の適切なバランスを

とることに関連したセルフケア。
(e) 孤独とつきあいのバランス：適切な対人関係を維持することに関連したセルフケア。
(f) 安全を保つ能力：自傷，他害等自他の安全を保つことに関連したセルフケア。服薬中断がこの能力を低下させることがあるので，服薬をこの領域に位置づけることがある。

②セルフケア行動を阻害する要因

　セルフケア行動が制限される要因として，「知識がないため適切なセルフケア行動をとれない」「知覚，記憶，注意や実行機能などの認知機能が十分に働かないため，判断し実行することが不可能」「セルフケア行動を行う環境条件が整っていない，意欲，関心がない」などがあげられる。また，精神症状や薬物の副作用などもセルフケアに影響する。セルフケア不足がある場合，何がセルフケア低下の原因なのか，これらのことを手がかりに検討する。

③看護の提供システム（ケアレベル・セルフケア提供システム）

　ケアレベルとは，セルフケアの不足が生じた場合，看護がどのレベルのケアを提供するかを示したもので，「全介助」「部分介助」「声かけ指導」「教育指導・指示」「自立」などのレベルがある。患者の回復過程に応じてセルフケアレベルを評価し，個別計画を立て，必要とされる看護を提供する。

④回復過程とセルフケア

　急性期におけるセルフケアは，薬物療法等を活用しつつどのように症状を自己管理していくかが課題となる。症状が改善するにつれ，セルフケア行動を制限していた知覚，注意，実行機能などの認知機能の回復に並行してセルフケア能力も回復していく。
　回復期では，急性期症状の改善後も残存しているセルフケア不足の回復をめざ

し，日常生活の自立を促す方向への援助を行う。慢性期では心理教育なども活用し，社会参加が可能となるレベルのセルフケア能力の獲得をめざす。

Advance

精神科看護で行われる「アセスメント」を整理する

アセスメント（assessment）という言葉には，評価・査定，時には判断というニュアンスも含まれていて，その言葉だけでは曖昧な感じを受ける。

ここでは，精神科看護のアセスメントを取り上げ，「何をアセスメントしているのか」，また「アセスメントされたことは，何に使われるのか」という側面から整理したい。

●セルフケアのアセスメント

セルフケアのアセスメントというのは，オレム・アンダーウッドのセルフケア・モデルでは，セルフケア不足を見極めることを指す。セルフケア不足というのは，その人自身にとって必要なセルフケアを要する事柄を，自分自身で行う力がない場合に生じると考えられ，「セルフケア不足＝治療的セルフケアデマンド＞セルフケアエージェンシー」と表わされる。治療的セルフケアとセルフケアエージェンシーを算定することがセルフケア不足を見極めることになり，これによって看護援助が導かれる。

アセスメントといえば，まず，看護過程の一部としてのアセスメントだろう。アセスメント―看護問題の抽出（看護診断）―計画―実施―評価というステップで示される看護過程では，アセスメントは看護上の問題を導き出す行為であり，それをもとに看護計画が立てられ実践に結びつく。オレムはセルフケア不足こそが看護の焦点であると言っているので，看護上の問題＝セルフケアの不足，と考えてよいだろう。

またアンダーウッドは，精神科看護においては特に，「普遍的セルフケア要件」が重要であると述べている。このセルフケア要件に特定して治療的セルフケアデマンドを算定し，それに対してセルフケアエージェンシーがどの程度あるのかを見極めることができれば，おのずとセルフケア不足が導き出されることになる。セルフケア・モデルではセルフケア不足を導き出した後には，セルフケア不足を

3 セルフケア・アセスメント

引き起こしているのは何か（セルフケア制限），どの程度の介助を要するのかをアセスメントすることができるように組み立てられている。

● 精神症状のアセスメント

　精神科看護の実践において，精神症状はセルフケア不足を引き起こす1つの要因としてとらえられる。しかし，精神症状それ自体をアセスメントするよりも，精神症状によって対象者のセルフケア不足を引き起こしている様子を把握し，看護援助に結びつけるということが多い。精神科病棟で看護の対象となる患者は精神障害があることが前提としてとらえられがちである。そのために，大雑把にどのような症状があるのか，その症状は良くなっているのか，悪くなっているのかを把握するという具合ではないだろうか。しかし，精神科病棟で働く場合にも，その症状は確かに精神疾患に起因するのか，身体疾患や薬剤によって引き起こされているものではないのかなど，症状そのものをアセスメントすることは重要である。また，たとえばCNSとしてあるいは看護管理者の立場として，精神的に不安定で仕事に支障を来しているスタッフと個別に面接をするような場面や，地域における一般住民の健康調査などでは，気分や不安の程度，思考過程の混乱は見られないかなど，治療の必要性を含めて適切な支援を検討するために，精神症状をアセスメントする能力が必要になる。

● DSMの多軸アセスメント

　アメリカ精神医学会の精神疾患の診断統計マニュアルであるDSM-Ⅳでは精神疾患や一般身体疾患，心理社会的及び環境的問題などの5つの軸についてアセスメントする。この多軸診断は，目に見えるある1つの問題だけに関心を向けるのではなく，見逃されがちな部分にも注意を払うことができるので，統合的かつ系統的な評価を行うことができるというメリットがある。看護実践を導くものではないので，実際にこのアセスメントを行っている看護者は少ないかもしれない。しかし，看護において患者の全体像をできるだけ広く描くことは重要であり，その像を他の職種（特に医師）と共有するためには，大いに役立つのではないだろうか。

●回復過程のアセスメント

　患者は現在，病状の改善に向かっているのかそれとも悪化しているのか，急性期なのか回復期なのかを見極めるのが回復過程のアセスメントである。回復過程を見極める指標は，睡眠状態や体重などの身体症状，気分の変化や感情表現などの非特異症状だと言われている。回復過程をアセスメントすることで見通しをもつことができる。自分がいまどういう状況におかれているのかがわからないことは，患者やご家族にとっても不安なものだが，ケアを行う看護者にとっても，心もとないものである。どのような時期にあるのかを特定することは，患者と看護者双方にとって安心感をもたらす。また，回復過程を見極めることで，まだ休養が必要な時期なのか，少し社会的な活動を再開したほうがいい時期なのかなど，看護実践の方向性を決める手がかりになる。

★

　ここに取り上げた4つのアセスメントはそれぞれどういった関係性にあるのだろうか。まったく別の次元のものにも見えるが，何らかの関係性をもっているようにも見える。ある時期，ある場面ではセルフケアアセスメントを患者理解の入り口にし，また別の時期には精神症状や回復過程のアセスメントが優先される，ということかもしれない。また，看護に求められる役割によって整理することも可能かもしれない。

　今後，多くの精神科看護者がこれらのアセスメント能力に磨きをかけ，このアセスメントはこういう場面でとても役立った，というような実践を集積していくことで，精神科看護に必要なアセスメントをより系統立てて整理することができるようになるだろう。

（岡本典子）

事例　患者の安全とセルフケアの自立をめぐって

　E氏は約1年前より，「夜中に子どもが来た」と幻視の訴えがあり，近所のクリニックを受診し，レビー小体型認知症と診断を受けた60代後半の男性です。2か月前より，レビー小体型認知症の特徴的な症状である，娘を妻と間違えて怒鳴り散らす，会社の部下を指導するような内容の独語をしたり，突然目つきが鋭くなるなど，時間錯誤，人物誤認，日中の意識変容が顕著に見られたため，精神科である当

院を受診し入院となりました。

身体拘束の解除に向けて

　入院当初，強い興奮を伴う意識変容に対し身体拘束で対応を行いました。身体拘束を行うことで，自傷他害の危険は回避できたのですが，意識変容時に起こる興奮が鎮静化することはなく，終日身体拘束を続ける必要性がありました。また意識変容，興奮を鎮静化するために抗精神病薬の投与を行いましたが，レビー小体型認知症では抗精神病薬に対する過敏性があり，投与翌日より流涎，嚥下障害，頸部，体幹の捻じれなどの症状が見られました。また，長期間にわたる身体拘束により下肢を中心に筋力低下が著明で，セルフケアはすべての面において全介助を要する状態となりました。私は身体拘束によるセルフケアの低下と，認知症周辺症状の悪化，遷延化が生じる現状に葛藤を抱き，なんとか身体拘束を行わず看護できないものかと模索を始めました。

　E氏のセルフケア，意識状態の変化，意識清明時の反応，筋力，関節可動域を評価し，カンファレンスにおいて身体拘束解除に向けた話しあいをもちました。その結果，下肢筋力低下は起立，歩行練習を看護者付き添いで行うことで改善できる見込みがあること，意識は清明と軽度混濁をくり返しますが，意識変容の時間は10分から15分と短時間で，その間に個別対応を行うことにより自傷他害の危険回避は可能であるということがわかりました。これらの情報を医師とも共通認識し，身体拘束を解除してケアすることとなりました。

セルフケアレベルが改善する

　身体拘束解除直後は下肢筋力の低下，レビー小体型認知症に伴うパーキンソン症状により転倒のリスクが高く，常時見守りと歩行器の適正使用など転倒予防に努めました。また突然起こる意識変容には，周囲の危険物の除去，他の患者の安全確保に努めるとともに，マンツーマンでの対応を行い，刺激の調整を行うことで短時間での鎮静が可能となりました。セルフケアレベルは意識変容の時間帯を除いて，食事をセッティングすれば自分で食べることができる，時折失禁は見られるが自分でトイレに行き排泄することができるなど，全介助から一部解除や見守りに改善しました。

　身体拘束解除には家族の理解と協力も不可欠です。キーパーソンである妻と娘に対し，身体拘束が認知症に及ぼす悪影響と，身体拘束を解除することで転倒の危険性が高くなることを説明し同意を得ました。家族は身体拘束を行っている時の面会ではE氏を遠巻きに見ながら「顔を見せたらまた暴れるから会わずに帰ります」と話されていましたが，身体拘束解除後は少しずつE氏のそばで過ごす時間が増え，E氏の疾患についても理解を深め，家族関係の修復も進みました。

★

　認知症看護の現場では，患者の安全とセルフケアの自立について常に葛藤をもちながら看護を展開している現状があります。そのため安全管理に焦点化すれば周辺症状が悪化し，セルフケアが低下するという悪循環が起こります。そのため私たち看護者は，周辺症状を増強させる因子をできる限り少なくすることでセルフケア能力を維持させることが重要です。

　一方，認知症患者のセルフケア能力は，疾患の進行とともに低下します。これは失認，失行，実行機能障害という認知症の本態ともいうべき認知症中核症状の進行からもやむを得ないものであるといえます。私たち看護者はセルフケア理論を用いる際，セルフケアの向上を目標に掲げますが，認知症看護では疾患の特性上，セルフケア向上を目標とすることが困難な事例も多く存在します。たとえば，パーキンソン症状が強く転倒による骨折をくり返している場合は，車椅子使用が目標になります。このように，認知症患者は必ず中枢神経系の脆弱性・退行性変化をもち，さらに症状が進行・悪化していく途上にあるため，看護の目標は，若青年期の自立とは異なり，部分自立となります。また，認知症患者は，疾患の進行とともにセルフケア能力も低下するので，「疾患の進行状況に応じてセルフケア能力を的確に見極めること」を心がける必要があります。認知症疾患の病態，病理を理解すること，病態，病期に応じたセルフケアの評価を正しく行うことが，認知症におけるセルフケア理論活用では必要となります。

（南　敦司）

・・・・・・・・・・・・・・・・・・・・・・・・事例のポイント・・・・・・・・・・・・・・・・・・・・・・・・

- 周辺症状の増悪を抑え，セルフケア能力を維持する。
- 疾患の進行状況に応じてセルフケア能力を的確に見極める。
- 認知症疾患の病態，病理を理解しかかわる。

2 専門的知識・専門的技術
4 暴力への対応

基本的考え方

　精神科病院では，患者間の暴力，患者から医療スタッフへの暴力が発生することがあり，時に重大な結果を招くこともある。暴力は，病棟だけの問題ではなく，外来，訪問看護，デイケアなどでも起きている。今後，地域での保健医療福祉サービス提供の比重が増すにつれ，地域，外来部門での暴力問題が深刻化していくことも考えられる。精神科看護者は，誰でも暴力的な場面に遭遇する可能性があるといえる。暴力の問題を軽視せず，暴力への対処を精神科看護の課題として組織的に取り組む必要がある。

　殴る，蹴るといった身体的暴力のみが暴力ではない。脅迫や暴言等の精神的苦痛をもたらす行為，性的ニュアンスのある身体接触や発言などの不快感を与える行為も，精神的暴力，性的暴力といえる。

　暴力は，まず予防されなければならない。精神科医療のすべての治療・看護行為は，暴力の予防，減少と関連をもっている。暴力の予防を軸に治療的雰囲気づくりがなされる必要がある。看護者は，暴力は予防できるとの信念のもと，事前の状況把握，適切な判断・介入，正確な報告，すべての関係者の精神的健康の回復を促す事後の支援，再発を防止するための安全管理の見直しに取り組まなければならない。

①暴力のアセスメント

　暴力のリスクの高い患者がいることは確かである。過去の暴力行為の履歴が暴

力の予測の最大の因子であるとも言われる。暴力傾向があると思われる患者の入院がある場合，暴力のパターンを把握するために，どのような状況で暴力的となるか，患者本人，家族，関係者などから詳細に聞き取っておく必要がある。しかし，暴力の予測は困難なこともある。

攻撃性を高める状態像としては，せん妄等の意識障害，幻覚妄想状態，躁状態などがある。パーソナリティ障がい患者や発達障がい患者も暴力を振るうことがある。不眠による過敏性や衝動性の高まり，対人関係や治療環境に由来するストレス，あるいは要求が受け入れられないことによる不満などが攻撃性を高め時に暴力へ発展する要因となる。

差し迫った暴力の兆候として，注意を払わなければならないのは生理的覚醒である。この状態は，一般に不穏状態と呼ばれる状態と一致し，歩き回る，緊張した顔，拳を固める，奥歯を噛みしめるなどの行動や表情から推定できる。また，暴力が行使されるかもしれないという直感を軽視しないことも重要である。危険度のレベルを見極め，不安を感じたら，その場を離れるか，応援を求めるといった対応をする。

②暴力に対処するためのマネジメント

暴力を防止するために第一になされなければならないことは，物理的にも心理的にも快適な環境を維持することである。たとえば，高い室温，騒々しい状態は，人をイラつかせ，攻撃的にする。アメニティがよく，家庭的な雰囲気だとくつろぐことができ，穏やかな心持になれる。

次に必要とされるのは，緊急事態を伝える非常召集装置の設置である。この装置が整備されていれば，暴力がエスカレートすることを防ぎ，被害を少なくすることができる。暴力の予防，暴力への介入や事後対策のためのガイドラインを整備し，適切な人員を配置する，スタッフの教育研修システムを整えるなど，組織的な取り組みで安全な治療環境を維持することは，看護管理者の責務である。

暴力の鎮静化のための介入には，言葉による場合と身体的介入がある。適切な介入技術の習得は，危機場面に遭遇しても冷静さを保ち，力の行使を必要最小限にとどめるために必要である。暴力のリスクが高いと評価された患者へは，でき

るだけ1対1での対処を避ける必要がある。単独の場面で暴力的な状況が発生した場合は、その場を逃れて複数で対応する体制をつくる。

　暴力が発生した場合は、被害の程度によって、院内対応とするか警察へ通報するかをチームで判断する。また、暴力の行使された経緯、状況、介入の内容などは記録され、報告されなければならない。そして、事故の直後、または適当な時間間隔をおいて、目的の異なる話し合いがもたれることが望ましい。それは、暴力を行使した患者に振り返りを促す話し合い、スタッフを精神的にサポートするための話し合い、暴力の原因を分析し再発を予防する安全管理のための話し合いなどである。

事例　職員が暴力にさらされた事例におけるリスクマネジャーとしての試行錯誤

　現在、精神科に限らず病院や施設では「暴力」の問題が多く存在します。そして暴力受傷後、身体的・精神的被害にあった職員は怒りや悲しみ、怖さなどを抱えたまま勤務しがちです。このため、患者－看護者関係に大きな影響を及ぼしかねない「暴力被害」についてのサポートは必要不可欠となります。本稿では、私がかかわってきたスタッフへのフォローの事例2つを振り返り、リスクマネジャー（以下、RM）としていまも試行錯誤を続けている課題を検討したいと思います。

暴力事故後のチーム内にある温度差が課題となった事例

　急性期病棟で隔離中の患者対応をしている際に、突然患者が女性職員に対して殴りかかってきました。暴力被害を受けた職員は、患者に対する恐怖心が強く、抑うつ状態となりました。事故報告書に基づく「カンファレンス」は実施されていましたが、RMからみると被害にあった職員個人に対する明確なサポートがなく、周囲の職員や看護管理者との温度差がとても大きかったように思います。被害職員はその温度差の中で苦しみ、孤立感を深めていました。休職や外部サポート機関の利用なども勧めましたが利用せず、勤務は継続。一方、チームリーダーはRMからの指示を待っており、業務調整が行われていませんでした。保護室対応への被害職員の恐怖が強く続き、チームメンバーからはその職員に対しての心配や不安と並行して、「特別扱いをし過ぎではないか」といった不満の声もRMに伝えられました。

　そこでRMはメンタルケアの意味合いも含めた〈恐怖を緩和するためのプログラムを作成してチームに提示する〉という対応をとりました。しかし、職場内の管理監督職から、「職員を守り同僚を助けるためのプログラムである」という明確なメッセージを伝えきれていないため現場は混乱してしまいました。チームが主体的にア

プローチする体制が不十分な中での，被害を受けた職員との「プログラム振り返り面接」では，チームメンバーには感謝しつつも管理監督職への不信感が生じ不安感が継続していると話され，回復のプログラム終了まで時間がかかりました。プログラムを実施していく中で，被害職員の恐怖心は薄くなっていきました。

カンファレンスがやや遅れたがチーム内サポートが早めに機能した事例
　慢性期開放病棟で同一患者から複数の職員が突然暴力を受けました。当初は，チームもあまり重要なことだとはとらえていない状況で，被害を受けた職員も心理的防衛が働き平静を保っているかのようでした。数日後に別の職員も暴力被害を受けましたが，やはりしんどさや怒りの感情表出が示されませんでした。その後，被害職員から患者への恐怖心が表出されはじめましたが，チーム内では何があったかを知らないメンバーも多く，被害を受けた職員に対してのサポートは後手に回ってしまいました。そこで，ケースカンファレンスを実施しました。そこでは焦点を２つに絞り，１つはケースの状態や今後のかかわりを検討すること，もう１つは被害を受けた職員の感情表出を行いチームでのサポートを行う場として開催しました。怖さや理不尽な行為への怒り，ケースに対しての陰性感情などが率直に語られました。ほかの職員からも自分自身がどのように感じているかといった意見が率直に出されました。カンファレンス内で話されたことや振り返りをもとに，患者との合同面接を主治医，病棟師長，被害を受けたスタッフ，プライマリーナースで実施しました。以後，被害職員に心身の大きな動揺はありません。

暴力事故を通して
　上記の２つの事例で示したように，私がRMとして暴力事故後に課題だと感じたことは，現場チーム内での「温度差」です。個々の受け取り方の違いや温度差は当然生じるものであり，逆に臨床面では患者への多面的なアプローチに活かされます。しかし，その温度差ゆえに被害にあった職員が傷つくのも事実です。そして，この温度差が大きいと職員へのフォローが困難となることが多いと感じています。チーム内でケースを巡る感情を話しあい，今回の経験がどのように活かせるかを一緒に考える姿勢が重要です。そして，その経験が職場内の安心感と安全の保持につながり，その後の臨床場面に大きく影響します。健康的な回復のプロセスを踏むためにも率直に話しあい，相互理解をしていけるようなチーム作りが重要なことだと感じています。
　RMはチームに対して事故対応のコーディネートを行いますが，職場管理職にはチーム外のRMを利用することも視野に入れ，被害にあった職員へのフォローを心がけてほしいと思います。その協働作業を通してのかかわりこそが，主体的なチーム運営には大切なことだと思います。
　暴力事故後は，日ごろからのチーム状況や問題点などがチーム内に顕在化されや

すくなり，コーディネートが難しくなることも時として起きます。またチーム外のRMが介入することへの抵抗感（自分たちだけで主体的に取り組みたいという思い）が表出されることもあります。さまざまな温度差（個人，チーム，RM）の中で，チーム外の私がマネジメントや感情を取り扱うことの困難さ，ラインケアの重要性を伝える難しさなど試行錯誤しています。

（砂道大介）

・・・・・・・・・・・・・・・・・・・・・・・・・・・・・・・・・・事例のポイント・・・・・・・・・・・・・・・・・・・・・・・・・・・・・・・・・・

- 職員への初期サポートの重要性を意識する。
- 現場チーム内には「温度差」があることを意識しながらかかわる。
- チーム外スタッフを活用する。

2 専門的知識・専門的技術

5 精神科薬物療法

● 基本的考え方

　現在の精神科医療において薬物療法の占める位置は大きく，継続的な服薬が必要となることも多い。しかし，精神疾患の急性期では，激しい症状のため混乱している場合，現実検討能力が著しく低下し，自分の症状を病気として認識していないことがある。このような事態では治療の必要性を理解できず，服薬も拒否してしまう場合がある。また，錐体外路症状などの副作用による身体的な苦痛も服薬の中断や拒否へと結びつきやすく，症状の再発につながりやすかった。1996年，日本においても非定型抗精神病薬が臨床の場に登場し，現在では多剤併用療法から抗精神病薬の減量と単剤化にシフトした精神科薬物療法が主流となりつつある。薬物療法の効果や副作用等について患者に情報提供がなされるなど，十分な説明を得たうえで自らが積極的に治療に取り組む「アドヒアランス」の向上が，現在の薬物療法のテーマとなっている。

①倫理的観点

　患者は必要な治療について，その効果とリスクの説明を受ける権利があり，また治療内容を選択する権利がある。したがって，治療を受けずに経過を見る権利もある。しかし，精神症状により自傷他害の恐れが強いとき，生命的な危機が切迫しているときには，本人の意向に反しても治療を優先しなければならないこともある。この場合であっても，治療の必要性と効果について繰り返し説明し，本人の理解が得られるよう努めなければならない。また，その内容を記録に残す必

5 精神科薬物療法

②安心して服薬できるように支える

　まず，病院が本人にとって安全な場所であり，医療者が信頼できる存在であることを伝える必要がある。そのうえで薬物療法の必要性を，本人の困りごとと結びつけて本人に理解してもらえるように，言葉，タイミングを選んで簡潔に説明する。精神症状としては受け入れられなくても，「眠れない」「疲れ果てている」など，本人の自覚している身体感覚や困りごとに焦点を当てて，解決策としての服薬を勧めることも1つの方法である。

③薬物療法の効果と副作用に関してのモニタリングを行う

　看護者には薬物療法が開始，または変更された後，薬の効果や副作用について十分な観察を行い，患者に起きた変化について医師に伝える能力が必要である。厚生労働省の「重篤副作用疾患別対応マニュアル」では医療者向けの早期発見と早期対応のポイントが示されており，これを踏まえた観察と対応が求められている。このマニュアルは，従来の薬物療法についての新たな副作用情報を「警告」として説明するという段階から，患者と一緒に副作用を予防し予測することで早期対応に努めることが強調されており，さらによりレベルの高い安全対策をとることを勧めている。

　向精神薬の安定的な効果が得られるまでの期間は，症状やそれに伴う興奮や不安を軽減できるように援助する必要がある。この援助は，多剤併用や多量投与とならないために非常に重要であり，看護の質が問われる。

④多職種チームでかかわる

　入院時から多職種で薬物療法に関する内容を含んだカンファレンスを行うことで情報を共有し，それぞれの専門性に基づいたかかわりを行う。薬剤師による服薬指導の前後には，看護者からの情報提供，連携が重要である。

⑤主体的な服薬の継続を支える

　患者が安心して薬を服用できるようになれば，次の段階では薬の効果を実感し，自分にとって必要なものであるという認識を強化できるようにかかわる。症状とその改善効果を理解して服薬することが病識の獲得につながり，患者自らが積極的に治療に取り組む「アドヒアランス」向上に結びつく。症状がある程度安定したら，退院を視野に入れて心理教育や服薬指導，服薬自己管理に向けた取り組みを行う。地域では外来，デイケア，訪問看護でも服薬相談を行い，薬物療法の継続をはかる。

Advance1
コンコーダンスの考え方とその薬物療法看護への活用
◉コンコーダンスの考え方

　医師は患者に治療や処方を決定し，患者はその命令に従うべきという考えや，薬を飲んだか飲まなかったかにだけ注目することをコンプライアンス（順守）主義という。この考え方では当事者の考えは無視されるので，当事者が治療や服薬を理解して約束し，その約束を守る（アドヒアランス）と積極的な表現に変わった。しかし，アドヒアランスも「adhere（従う）」を語源としており，治療や服薬が約束事項であるという見方は変わらない。そこで近年では，受診や服薬は当事者が行う「健康行動」であると考え，ライフスタイルや価値観を尊重した治療かどうか（コンコーダンス：調和）という，当事者中心の医療を象徴する概念が登場した。

　コンコーダンスには，以下のような特徴がある。
① 医療専門職と患者との間で，両者間で明確な意見の一致をもつ。意見が一致したと片方が思ったとしても，それでは十分ではない。
② 医療専門職の方が客観的で熟達していて合理的であると考えたり，患者のほうが主観的で無知で不合理であると考えたりすることはできない。患者も医療専門職も，それぞれが異なった意見をもつことについての権利を尊重し，反対意見を受け入れるなど，コンコーダンスは相互に相手の意見を尊重することを基盤としている。

③コンコーダンスでは，患者に決定権を与える。患者が医療専門職に決定を委ねたいと思うならそれもよい。しかし，もし患者と医師との意見が相違する場合には，患者の見解を優先させる。薬を服用することは一種の実験であり，患者が希望する場合のみ，それを実施することができる。

このうち，特に②と③がアドヒアランスの考え方と異なる部分である。

たとえば患者が「薬を飲みたくない」「薬の副作用が心配だ」と思っている場合，アドヒアランスの考え方では，患者の考えを無視して精神症状が弱められることや入院からの回避ができることを理由に説得することができる。しかし，コンコーダンスの考え方の場合には，患者の考えを理解し尊重することを優先する。薬に治療効果があるとしても，患者の考えである「飲みたくない」「副作用が心配だ」という考えは十分に考えられる（尊重できる）ことを患者に表明する。また，アドヒアランスの考え方の場合には，薬を飲むという意思決定をすることが前提になり，薬を飲まないという選択はあまり受け入れられない（医療者としては不本意であるという立場をとる）が，コンコーダンスの考え方では患者が薬を飲まないという意思決定をした場合にはその事実を受け入れる。

勉強や学習に例えるならば，学校の先生が一方的に出す宿題をやるかやらないかはコンプライアンス（順守）の考え方が強く，高校や大学の受験勉強を自宅でやるように学校の先生や親が熱心に説得して本人が受験勉強をがんばるようになることは，アドヒアランスの考え方が強く，自分の将来設計や知的好奇心に基づいて学校や本を通じて自己学習することは自分の生き方と学習行動のコンコーダンス（調和）といえる。

● コンコーダンスに基づく薬物療法看護

コンコーダンスに基づいてかかわる場合には，私たちが患者の考えを尊重していることを行動や言動で示す。そのことで，患者が私たちの考えを尊重しようと思い，相互に尊重しあえる関係ができることをめざす。

たとえば，患者が薬を飲んでいるものの心配ごとがありそうな場合，心配事をていねいに聞く。たとえば副作用に対する漠然とした不安がある場合，不安の元になっている経験や考えを聞く。心配ごとが十分に話されたら，その心配ごとを考えることは十分に理解できるということを言動で示す。多くの場合，自分が尊

重されているという経験をすると，その相手の考えも聞いて尊重しようと思うものである。コンコーダンスの考え方を看護に活かす場合には，薬を飲むことをめざすというよりは，病や困りごとと向きあう患者の伴走者になれるようにすることを優先する。

　このようなコンコーダンスに基づいた薬物療法看護を行うためには，コンコーダンスの考え方を理解することと，相手を尊重していることを示す対話技術をもつことが有益である。海外の研究で，看護師が一定期間の専門的な研修を受けると，患者の服薬状況が改善し前向きになった（陰性症状が改善した）という研究結果も生まれている。つまり，看護師が適切な環境で研修を行うことで，薬物療法看護の成果をあげることができることが示されている。

（安保寛明）

Advance2

頓用薬使用と看護

　私たちは疼痛時，発熱時，便秘時，高血糖時などに比較的即効性のある薬剤を頓用薬として使用している。これは日常的に用いられてきた対症療法的な症状緩和の方法であり，臨床で日々用いられている治療技法である。医療者や患者自身が必要だと判断したときに，その状況に応じて使用できる薬剤で，注射による与薬や経口からの与薬，あるいは塗布や貼用による与薬などを含む概念と，考えられる。また精神科的には患者の自発的な要請や同意による与薬と医療者の判断による患者の同意のない強制的な与薬の両方の概念を含むと考えられる。さらに，用語としては「頓服薬」「頓用薬」「臨時薬」などさまざまに使われている。これらは対症療法として薬剤を何回にも分けずに1回程度の用量で患者の主訴や状態を軽減または消失させるなどの目的で，不定期に臨時的にその必要に応じ用いるように指示して与える薬剤の総称である。ここでは以上の概念を包括する用語として「頓用薬」という用語で項を進める。

●精神科における頓用薬使用

　精神科において頓用薬が処方される代表的なものは「不穏時」「不安時」「不眠時」などが挙げられる。それぞれ一般的には抗精神病薬や抗不安薬，催眠鎮静薬

などが処方されている。

　精神科では主剤として処方された薬剤が抗幻覚妄想作用や抗うつ作用を示すまでには、ある程度の時間がかかることが知られている。特に急性期の臨床においては、その間、患者の興奮や攻撃性が著しい場合や不安や不眠、焦燥感が著しい場合など、精神的苦痛が強いと判断される場合に、医師が不在でも看護者がすぐに対応できる頓用薬の存在は欠かせないと考えられている傾向が強いように感じる。しかし、このような利点がある一方、呼吸抑制や静脈血栓塞栓症、悪性症候群、認知機能への影響、転倒、誤嚥などの副作用に加え、頓用薬への依存、特にベンゾジアゼピン系薬剤の常用量での依存の問題や大量服薬など精神科特有の問題が軽視されているようにも感じる。精神科において頓用薬は日常的に使用されており、疑問をもつ機会が少ないのが現状である。そのためか、実用にあたって根拠となる調査報告が少ないのも現状である。

　この傾向は海外でも同様で、2007年のCochrane reviewによると、急性期の患者の20〜50％の患者が頓用薬の投与を受けているにもかかわらず、その有用性や有害性を示唆するに足る質の高い研究は皆無であったと報告されている。またこの報告は2002年のupdateにもかかわらずその状況は変わっていない。

　日本においては有用な報告がないので筆者の推測となるが、精神科救急病棟や急性期病棟では、それ以上に高率な使用がなされていることが予測される。また、海外では若年男性で、統合失調症もしくは躁病患者が頻回、高用量に頓用薬を使用される傾向が報告されており、おそらく日本においても同様の傾向があることは想像に難くない。また抗精神病薬の単剤使用や行動制限に個々の病院による実態のばらつきがあるように、頓用薬の使用実態にもばらつきがあることも想像に難くない。つまりそこには、使用にあたっての恣意的判断の問題が内在していることが予測される。

● 頓用薬使用の判断

　頓用薬の看護判断については、看護者の経験、価値観、病棟文化などが与薬時の判断に影響されるという報告[1]がある。また、頓用薬使用が看護者の薬物療法への過信を生む可能性があることを指摘している[2]。

　頓用薬の処方とその使用について、**表1**のガイドラインを参考にしながら考

● 急性期の頓用薬使用

　頓用薬の使用指示は例えば血糖コントロールに使われるスライディングスケールのように明確である必要がある。では「不穏」や「不安」が明確に定義され，あるいは少なくともチームミーティングによるコンセンサスを得て，用法用量が明確に記載されているだろうか。またそれは一種類の薬剤になっているだろう

表1　Royal College of Psychiatrists' Guideline より抜粋

①頓服薬はその場で投与するものが任意に決められるようなものであってはならない。投与量が厳格に定められるべきである。
②等しい用量の抗精神病薬を経口投与と筋肉内注射，どちらでも使用できるような記述で指示すべきではない。生体利用率が経口投与と筋肉内注射では異なるので，同じ投与量であっても効果は同等とはならない。
③頓服薬は短期的な対処を意図して処方される。その評価に応じて，医師は処方を見直して正規の定時処方に変更すべき義務がある。
④薬剤は，明らかに効果がある思われる病態にのみ処方されるべきである。特にアジテーション（焦燥感）はアカシジア（副作用）と混同する恐れが強いので頓服使用指示をさけるべきである。容認される使用は適正な鎮静，精神病症状とその兆候，異常行動，暴力である。
⑤理想的には同じ薬剤が，そしてただ一種類の抗精神病薬が頓服薬として処方されるべきである。
⑥大量（高用量）処方は（頓服薬処方が大量処方の一因となる可能性を含んでいる），最少化・適正処方化され，そして，本ガイドラインにしたがって次の最善の診療がされるべきである。
・はじめの処方で行うべきこと： 　心電図，血算，生化(肝機能／腎機能／電解質)のチェック。大量（高用量）処方をする場合はその理由を診療録に記載。適切なセカンド・オピニオンへの大量（高用量）処方の必要性についての患者の明確な同意の記録。少なくとも一回の身体検査，脈拍・血圧・体温，精神症状の評価の記録。上級医と処方についての薬理学的に十分なコンサルテーションの記録。
・3か月後までに行うべきこと： 　心電図および精神症状の評価の上，処方内容の妥当性の記録。脈拍・血圧・体温のチェックが3回は行われていること。
⑦ベンゾジアゼピン系の薬剤（特にロラゼパム）は依存形成のリスクを考慮し，処方は短期間にするべきである。

M. F, Bowden：prescription of 'as required (p.r.n.)medication in an in-patient setting.Psychiatric Bulletin, Vol23,p414,1999.

か。処方される薬剤は，明らかに効果があると思われる病態にのみ使用されているだろうか。

　日本の精神科臨床で鎮静を要する時は，主にリスペリドンが使用されている傾向があるように思う。あるいは第一世代抗精神病薬を選択したり，抗ヒスタミン薬を選択したりする医師もいる。これらの選択はあくまで医師の嗜好や習慣，流行によって決定され，頓用薬指示の内容はさまざまなのが現状である。さらに「不穏」「不安」の判断は，それぞれの看護者がそれぞれの考えで判断し，対応方法もそのタイミングもさまざまとなる。つまり，現在のような「不穏時」「不安時」指示①②③……と薬剤名と用量のみの指示の形態は，頓用薬が恣意的に使われることが自明である。明らかに効果があると思われないときにも，薬物への過剰期待をかけて使用している可能性は否定できない。

● 薬理作用を理解したうえでの頓用薬の使用

　近年の第二世代抗精神病薬の使用については，障がい者の回復を視野においたうえで，効果と有害作用の発現，薬剤の神経保護作用の観点から至適用量での適正処方が奨励されている。諸外国の急性期ガイドラインでは入院当初の 24 〜 48 時間は処方せずに症状評価を適切に行うことを推奨していたり，使用しても抗不安薬にとどめたりしているものもある。また薬剤使用について患者と話しあうことを奨励している。さらに，神経保護作用や神経伝達の回復をめざした適正な薬用量の抗精神病薬が処方されたとしても，実際にその作用が状態として明確に観察され始めるのは少なくとも 1 〜 2 週間後である。つまり抗精神病薬の作用に必要な薬用量が与薬されていたとしても，最初の 1 〜 2 週間は状態的には一見落ち着かないように見えることがあり，この時期看護者には精神症状，現実検討識，認知機能などを評価しながら推移を観察し，濃厚な看護カウンセリング的なかかわりが求められる。

　この時期に，薬理作用を理解せずに落ち着かないように見えるからと頓用薬を与薬することは，大量投与の一因となる可能性がある。またさらなる頓用薬の与薬は神経保護作用を阻害することにもなりかねない。急性期では特にアジテーション（焦燥感）をアカシジア（副作用）と混同する恐れがあり，安易な使用は避けるべきである。また頓用薬使用のために副作用が出てしまい，副作用止めと

して抗コリン薬を使用し，結果として，その抗コリン薬の副作用で認知機能を低下させ落ち着かなくなるなど本末転倒になっていることもある。抗精神病薬の薬理作用を理解した適正使用と，それを支えるケア，安易な頓用薬の使用に頼らないケアを構築すべきである。使用が容認されるのは，適正な鎮静，精神病症状とその兆候，異常行動，暴力についての明確な定義（スケールなど）のもとに使用薬剤が限定されていることが必要である。

このように抗精神病薬のみならず抗うつ薬など他の向精神薬の使用に当たっても，精神薬理に基づいた適切な使用が望まれる。その適切な薬剤使用の知識に立脚した看護ケアの提供が前提であり，そのうえでの必要に応じた最低限の頓用薬の使用となるように努めたい。

●薬剤の適正使用を支えるケア―「不眠時」を例に

頓用薬を使用する前に，基本的なケアが提供できているだろうか。

表2, 3は「眠りの技術」と「不眠時への対処法の例」である。この中には催眠鎮静薬の頓用薬の使用は書かれていない。それはあたりまえと思うかもしれないが，病院では"眠れない"というとすぐに頓用薬を渡してはいないだろうか。あるいは，不眠時の指示を医師に要求してはいないだろうか。

さて，振り返って頓服薬を渡す以前に，これらのケアを基本として提供できているだろうか。このような内容は基本的な対処として睡眠関連の書には同様なことが記載されている。筆者なら，**表2**の「上質な眠りを……」は削除して，「上質な眠りを追及しすぎない」と加筆する。睡眠に質を求めすぎて，そこから逃れられない患者をよく観るからである。また精神科に受診や入院をしなくてはならない患者では，薬剤使用に対する期待があり，精神的依存をきたしやすい傾向がある。その結果多剤を，あるいは多量に服用してしまい，さらにその薬の副作用や依存に悩んでいる患者を観ることが少なくないからである。

心身を睡眠が得やすい状態にもっていくためには，日中に適度な運動を行い，就寝前に筋肉の緊張をほぐし，左右のバランスを回復し，後背筋や大殿筋などの比較的大きい深部筋群を動かすようなストレッチなどがよいとされている。また入浴は無理だとしても，バケツを用意しておき足浴が自分でできるように指導す

るのもよい。病院によっては，電動式の足裏マッサージ器や足浴器などを設置しているところもある。このようなケアは，体温を適度に上げることでその後の体温の下降をスムーズにし，交感神経から副交感神経優位へとスムーズに移行し睡眠導入をしやすくする。このようなケアを提供し，まずは自分で睡眠を得やすい状態を積極的に作ることを指導するのがよい。

　催眠・鎮静薬は，少し大雑把な表現になるが，上記のような心身の状態を薬で強制的にもたらすことで睡眠導入をしている。薬剤が必要な状態のときもあるが，基本的には自分自身がきちんと，睡眠できる状態に自分の心身をリラックスさせられるようにもっていけるように指導することが大切である。不眠がなんらかの不安が起因しているならば，それは誰かが話を聞いて少しでも解決の糸口が

表2　こころと体をしっかり休める「眠り」の技術

上質な眠りを手に入れるための7つの方法
①起きたら朝の光をたっぷり浴びる
②眠る前は灯りを落として，パソコンもOFFに
③ゆっくりお風呂につかることは入眠効果大
④寝室は暑すぎず寒すぎず，湿度コントロールも重要
⑤布団を快適に保つお手入れも忘れずに
⑥ウォーキングやストレッチなど軽い運動を就寝時間前に
⑦寝酒は逆効果お酒は就寝3時間前までを心がけて

遠藤拓郎：こころと体をしっかり休める「眠り」の技術.Nursing Star　日精看ニュース，No.612，2010より[3]

表3　認知行動療法に基づく不眠への対処法の例

・寝床で，眠る以外のこと（テレビ，読書など）しない

・眠れないときには寝床から離れる

・就寝時間にこだわらず，眠くなったら寝床に入る

・眠れないときや夜中に目が覚めても時計を見ない

・睡眠時間にかかわらず，起床時間は一定に

・眠るための努力をしすぎない

内山真：新しい不眠症治療.共同通信，2010より[4]

つかめるようにしておくことや，いまは棚上げにしておいても大丈夫なのだ，あるいは不安はなくならないが話を聞いてもらえる人がいるという，なんらかの安心感が大切になる。また睡眠は，気温や湿度，寝具，そのときの体調や精神状態などさまざまな状況に左右されるものであり，眠りを追及しすぎないことと，眠れないこともあっていいのだということを知ることも重要である。

　病棟での与薬では就寝前薬を，例えば20:30など時間を決めて一律に与薬するのではなく，個別に眠くなってきたら（生体のリズムに合わせて）飲むように説明，指導するとよい。早い時間に就前薬を与薬してしまうことでかえって眠れず，「不眠時」薬を服用することになり，朝方に副作用（筋弛緩作用）でふらつき転倒するなどということも起きる。しかも頓用薬の服用が常習化してしまい，依存傾向になってしまっている患者もいる。催眠・鎮静薬は奇異反応（パラドキシカルリアクション）と呼ばれる副作用が出ることがあり，催眠作用とは逆に覚醒作用（不安，焦燥，興奮，攻撃など）が現われることもある。通常の服用でも稀におきるが，催眠・鎮静薬を服用し眠くても無理に起きていたり，まったく眠くないのに無理に眠ろうと思って服用したにもかかわらず，眠れずに起きていたりすると現れやすくなる。

　頓用薬はその必要に応じ，最小限度で使うことが基本である。頓用薬をルーチンで渡すのではなく，「眠れない原因は何か？」「頓用薬が本当に必要なのか？」「この患者が自宅に帰ったときに，どのように眠れない夜をしのぐことができるようになることが大切なのか？」と立ち止まって考えることが大切になる。また，頓用薬の使用が自分（看護者）の不安の解消になっていないか考える必要がある。

　入院中の安易な頓用薬使用の体験と，睡眠へのケア不足，薬剤についての指導不足が，退院してからの患者の安易な頓用薬使用や依存，過量服薬につながっていることもあることを理解しておく必要がある。

★

　いまのところ，頓用薬使用に関する明確で効果的な判断基準は存在しない。頓用薬使用の判断を行う看護者は専門職として，その誤用を防ぎ，適切な使用を行なうためにも薬剤に関する知識の習得に努める必要がある。さらに，頓用薬が必要となるような症状や状態にならないためのケアや予防的なケアを提供すること

が求められる。そのうえで頓用薬の使用により患者の満足度や生活の質が本当に確保されるのか，あるいは患者とスタッフの安全確保がどの程度図れるのかといった点は，精神薬理に基づいてリスクとベネフィットを考慮しながら常に検討されなければならない。

（辻脇邦彦）

事例　「服薬の拒否」に寄り添って

　F氏は80代の男性で，双極性感情障害の患者です。50代で発症し，4回の入院歴があります。元来几帳面で穏やかな性格です。今回は服薬の中断に伴い躁状態となり，妻への暴力行為があって警察に保護され医療保護入院になりました。

　入院時より保護室での治療となり，大声で怒鳴り散らすことがありましたが，不機嫌になる理由は看護者から見ても理解可能なことでした。ただその大声は病棟全体に響き渡るほどでたいへん威圧的でした。入院してから服薬は拒否なく応じていましたが，呂律困難やふらつきなどの副作用が出現してきました。

F氏の薬への不満

　F氏は「薬がきついんだ！」と薬に対する不満を言いますが，それでも服薬を拒否することはありませんでした。数日後に隔離は解除となりました。しかしその後徐々に睡眠障害や怒りっぽさが強くなっていき，ある日転倒したのをきっかけに薬物療法への不満を強く表出するようになりました。「薬を飲ませるからだ！　いままでこんなに多く飲んだことはないぞ！」と言い，薬を飲まなくなったのです。配薬している看護者を見るだけで「いらんと言ってるだろ！　近寄ってくるな！」と叫びました。

　私は「本来のFさんらしさがないですよ。いつもなら穏やかに話をしてくれるし，こんなに怒鳴ることはないでしょう。これは病状が悪いためでいまのFさんにはやはりお薬が必要ですよ」と服薬の必要性を伝えました。しかしF氏は「アホ！　お前らはそんなことしか言えんのか！　お前らはみんなそうだ！」と言いながら立ち去っていったのです。その後もF氏は配薬する看護者を見ては怒鳴りつけ，服薬を拒否することが続きました。

F氏の思いを知る

　担当看護者である私はしっかりとF氏の思いを知る必要があると考え，あらためて話しあう場を作りました。そして私は「Fさんが眠れていないことや身体が疲れているのが心配です」とF氏を心配している気持ちを伝えました。F氏は「それはわかってる。でも薬は飲まんからな」と睡眠障害や疲労があることは自覚していま

したが，それでも服薬は拒否すると返答したのです。私が「昼間でもよいので身体を休めてくださいね」と言うと，「わかった。ずっと飲まないわけじゃないぞ。○○先生がしっかりと処方箋を説明したら。それがないと飲めないだろ。飲む回数も多いし」と言いました。「なるほど。ずっと飲まないわけではないのですね。主治医から薬についての説明を受けて，しかも飲む回数が納得いくものになれば良いわけですね」と言うと「そう！　いままでしっかり飲んでたんだぞ！　それで入院しなくてよかったしな」と言いました。私は「薬を飲むことでしっかり眠れていたし，気分も落ち着いていたから入院して治療を受けることを防げていたのですね。これまでがんばって飲みつづけてきたのですね」と言うと「そうだ！　出されたものは信用して飲んでたんだ！　ワシは信用されたら信用し返す！　それが男だろ！　でもお前らは何だ？　飲ませようとばっかりしやがって！」と言いました。私は「そうですね。信頼関係が大切ですものね。Fのおっしゃる通りです」と言い，続けてこうも言いました。「ただ，看護者も怒鳴られると怖いのですよ。Fさんの迫力はすごいですから」と威圧的なF氏の態度に怖い思いをしていることを伝えると「悪いな。口が悪いからびびらせてしまって。若い奴らはワシの怒り方は怖いわな。あんたらは○○先生が出してるものを持ってきてるだけだからな。すまん」と言ったのです。

　私は「こうしてFさんと落ち着いて話ができるとうれしいです」と言うとFさんは少し黙っていました。そして「でも薬を飲んでいたらこけたしな。口の中はカラカラで水ばっかり飲むし，手は震えとるだろ。ホラ！　喋りづらいし，飯も飲み込まれないんだぞ！」と言ったのです。私はF氏の思いを理解したと伝えるために「薬を飲むことで喉は渇き，手は震え，喋りづらいし，飲み込みづらさもあってたいへん困っているのですね」と言いました。「そうだ。誰だって困るだろ。それで薬を飲めって言われたら，もちろん怒るだろう！」と怒っていた理由を話しました。私は「そうですね。当然怒りたくなりますね。Fさんの気持ちがわかります。自分がFさんの立場なら同じ気持ちになりますね」と共感する姿勢をとりました。

　「やっとわかったか」とF氏は言いました。少し沈黙があったのち，私はF氏に「テンションが高いこととか，眠れていないことで疲労が溜まっているいまのFさんには，薬による治療が必要だと思います。でも，副作用で薬が嫌になる気持ちもわかります。だから次に主治医が出勤した時に薬のことについて私からも伝えますので，Fさんもその思いを伝えてください。次の診察まで薬は用意されていますが，いまFさんは薬を飲みたくないという気持ちが強いということは話を聴いて理解できました。では声をかけないようにしますね。いまは飲まないと決めたならそれでいきましょう。でも疲れてしんどくて，薬の力を借りてみよう，これだけなら飲んでもよいってもし思ったらいつでも教えてください」と言いました。F氏は「わかったわ」と返答しました。そして配薬のときに怒鳴ることはなくなったのですが，服薬はしませんでした。

服薬の継続に至る

　そして診察の日が来ました。事前に私は主治医に，F氏が服薬を拒否した経過について，F氏が薬に関して困っていることについて伝えました。診察が始まり，主治医から処方している薬に関する説明を受けましたが，F氏は「そんな薬は飲めないって言ってるだろ！」と荒々しい口調で言いました。診察に同席していた私はF氏に対し「薬を飲んでいてFさんが困っていたことを〇〇先生に伝えましょう」と言うと，F氏は副作用や服薬回数の多さで困っていることを主治医に伝えました。主治医はそれを聞き，薬剤の種類を変更することと服薬回数を減らすことをF氏に説明しました。F氏は「あー，わかった」と返答しました。

　それ以降F氏は服薬するようになりました。しかしF氏は「先生やあんたらにまかせているけど……。口が渇いたり，手が震えたり，薬のせいだろ！」と副作用について怒ることがありました。そしてF氏は私に「飲みたくなくなったらまた言うからな！」と言ったので「はい，いつでもおっしゃってください」と返答しました。その後，F氏は服薬を継続しました。処方変更は何度かあり，副作用は軽減して躁状態も改善していきました。

　今回のF氏とのかかわりでは，薬に対する思いを引き出し，その思いを大切に扱うことを意識しました。そこでは，コミュニケーションスキルと患者の立場になって考えることの重要性を感じました。

（森脇 崇）

事例のポイント

- 服薬に関する患者の訴えに寄り添うこと。
- 患者の感じているつらさに対して共感的態度を示す。
- 医療者側が感じている思いを率直に患者に伝える。

引用・参考文献

Advance1

1）J.A.ミュア・グレイ（斉尾武郎ほか訳）：患者は何でも知っている-EBM時代の医師と患者．中山書店，2004．
2）安保寛明，武藤教志：コンコーダンス－患者の気持ちに寄り添うスキル21．医学書院，2010．

Advance2

1）江波戸和子：精神科急性期における頓用薬の使用状況とそれに関わる看護師の判断とケア．東京女子医科大学看護学部紀要，5巻，p27-35，2002．

2) Chakrabarti A, Whicher E, Morrison M, Douglas-Hall P：As required' medication regimens for seriously mentally ill people in hospital.Cochrane Database Syst Rev, 18(3), 2007.
3) 遠藤拓郎：こころと体をしっかり休める「眠り」の技術.Nursing Star　日精看ニュース, No.612, 2010.
4) 内山真：新しい不眠症治療.共同通信,2010.

2 専門的知識・専門的技術

6 電気けいれん療法（ECT）

● **基本的考え方**

　かつて乱用されたため廃れていた電気けいれん療法（ECT：electroconvulsive therapy）が1980年代から見直されるようになった。現在では，薬物療法とともに精神科における身体療法として定着しつつある。静脈麻酔と筋弛緩剤を使用する修正型ECT（modified ECT, m-ECT）として安全性が高まり，パルス波治療器の導入で従来のサイン波治療器より少ない電気量（約3分の1）で発作を誘発させるため記憶障害が少ないことも，普及を促進する要因となっている。

　対象疾患としては，薬物治療抵抗性うつ病，重症躁病，緊張型の統合失調症があげられる。自殺の危険がある，身体の衰弱が著しい等で迅速な治療が必要な精神疾患では，一次選択治療として実施されることがある。パーキンソン病や悪性症候群にも効果が期待できるといわれている。また，他の治療法でのリスクがECTのリスクより高いと考えられる高齢者，妊娠中の患者，身体合併症の患者等も適応となる。

　ECTは，治療効果が持続しないことが問題点としてあげられ，患者が昏迷状態，激しい躁状態等の場合には同意が得にくいという倫理的問題がある。また，患者，家族，一般社会のECTへの抵抗感は根強く，精神科病院間でも必ずしも見解は一致していない現状があり，地域，施設によって実施状況に差がある。ECTへの批判の1つに治療前後の記憶がなくなることによって，本人に発病から治療・回復に至るプロセスの理解が分断され，疾患の自己管理への自覚が育ちにくいという意見がある。なお，全国的に麻酔医の確保が困難で修正型ECTが行えない状況がある。

①患者や家族の不安を少なくするための説明とインフォームド・コンセント

　ECTの施行には，患者本人から文書による同意を得ることを原則とする。しかし，ECTの対象となる患者は，理解力や意思決定能力が低下している場合がほとんどである。その場合，保護者から同意を得ることになるが，治療内容を説明し，やはり文書で同意を得るのが原則である。主な説明内容は，なぜECTでの治療が必要か，他にどのような治療法があるか，ECT施行の手順，100％有効というわけではないこと，症状は改善しても薬物療法などの継続した治療は必要なこと，重大なリスクとその頻度，軽い副作用，必要時の緊急措置体制，ECT施行前後の処置と行動制限，などである。

　看護者は，説明の場に同席し，インフォームド・コンセントのサポートを行う。

②安全にECTを実施するために

　一般的にECTは週2から3回行う。5ないし6回を1コースとして，1コースないしそれ以下の施行で症状が改善すれば中止する。通電回数が多くなるにつれ，けいれん閾値が上昇するといわれる。パルス波治療器ではけいれんが起こらない，あるいは症状改善が不十分な場合もある。

　ECTの有害事象としては，徐脈，血圧上昇，発作後もうろう状態，発作間せん妄，記憶障害，頭痛，筋肉痛，嘔気等がある。記憶障害は，逆行性健忘を主体とするものである。頭痛，嘔気等は対症療法で対応可能である。

　術前の検査としては，麻酔や通電時に負荷のかかる心臓，肺，脳の状態を把握するための検査を主体に行う。心筋梗塞，狭心症，うっ血性心不全などの心疾患，慢性閉塞性肺疾患，喘息，肺炎，脳腫瘍などの頭蓋内圧亢進の生じる脳器質性疾患，血圧上昇で破裂する恐れのある動脈瘤，血管奇形などの相対的禁忌とされている疾患を把握するためである。

　ECT施行前から施行後までの手技，観察項目等を網羅したECT施行マニュアル，あるいはパスを整備し，医療安全面の充実をはかる必要がある。

　修正型ECTの手順で看護上重要となるポイントは，以下のとおりである。

6 電気けいれん療法（ECT）

- けいれん閾値を上げる薬物（抗てんかん薬は原則中止，ベンゾジアゼピン系薬は減量中止）は減量中止する。
- 6時間以上の絶食（水分は施行2時間前まで可）。
- 実施前には排尿してもらい，静脈路の確保，義歯の確認と除去，血圧，心電図，パルスオキシメーター，脳波電極などのモニター類を装着する。
- 通電，発作の確認後は，自発呼吸が再開するまでの呼吸管理，バイタルサインの安定の確認，意識，行動の観察，もうろう状態への対処などを行う。

事例　m-ECTにおけるインフォームド・コンセントと誠実な看護

　G氏は果樹農家を営む40代の独身男性です。広大な果樹園を経営していましたが，経営不振に陥り重度のうつ病を発症しました。

　次第に，「もう経営が成り立たない」「死んでしまいたい」ということを家族に話すようになり，食事も摂れずさらには不眠が続くようになりました。ある晩，G氏が部屋から不在となりました。直後に物置小屋で物音がしたことを父親が気づき，急いで物置小屋に行ったところ，小屋の梁にひもをかけて首を吊ろうとしていた様子で，切れたひもの下に転落している状態のG氏を発見しました。あわてた家族は救急車を呼び，近隣の総合病院に搬送してもらいました。

　幸い，生命に別状はなく目立った外傷もないため，すぐさま精神科医の診察となりました。

G氏の父親にm-ECTへの説明を行う

　G氏は，「もう生きていても仕方ない」「たいへんなことが起きる」などと訴え，かなり混乱している状態で，治療同意も得られていなかったため医療保護入院となりました。入院後も，自室で頭を抱えて悲痛な表情で自殺をほのめかす言動が何度もみられていました。主治医は，入院治療を継続して服薬で症状の改善を図りたいことをG氏に伝えましたが，「もうどうにもならない」と服薬にも応じない状態でした。そのため，主治医は保護者である父親と面談をして，うつ病での希死念慮の強い状態であること，服薬治療を進めていくが，効果が現れるまで待てない状態であることを伝えて，迅速にm-ECTを適応すべき状態であることを告知しました。父親は電気通電療法と聞いて，たいへん驚き，その場で泣き伏してしまいました。主治医と同席した私は，父親のもっているイメージをお聞きしたところ，「昔は，精神科に入院すれば電気ショックをされてしまい，そのため廃人になってしまう……」と，間違ったイメージをおもちでした。主治医は，具体的に他にどのような治療法があるのか，その場合にECTをした場合の予測される効果の違いや，現在は治療

法として安全であることについて m-ECT マニュアルに沿って詳細に説明をして，父親からの細かな質問にも答えました（**表1**にご本人とご家族に向けてのインフォームド・コンセントに使用しているマニュアルを挙げる）。また，私からは G 氏の病気に至る経過のなかでいま起こっていることはどのようなことで，どのような治療を進めていけばどうなっていくのかということを，家族が整理して考えられるように見通しをつけた説明をしました。また，治療を進めていくうえでの些細な心配事についてや，なんでも相談に乗れることを話し，少しでも家族が安心して m-ECT を受けられるようにかかわりました。その結果，父親の納得と同意を得ることとなりました。

m-ECT 施行にともなう G 氏の不安の除去に努める

　主治医はさっそく，父親同席のもと G 氏と面談しました。G 氏には，いまの状態から治療を進めても，改善するのには時間がかかることを伝えて，早期に改善が期待される m-ECT についての説明を行い，これを勧めました。同席していた父親からも，G 氏によくなってほしいと温かいメッセージが届けられ，G 氏は渋々ながら同意されました。

　翌日になり，m-ECT に伴う検査がはじまりました。血液検査，心電図，MRI，レントゲンを行いましたが，G 氏は，「なぜこんなに検査が必要なのですか？　たいへんなことをするのですか？　失敗したら死んでしまうのですね」などと話され，大きな不安が伺えました。そのため，私はまず，静かな環境で G 氏の不安や訴えについて十分に耳を傾けました。そのうえで，再度 m-ECT はどのような治療法で，その効果や実際の手順などをくり返し不安の除去に努めました。そしてなにより，勇気をもって治療を受けてくれることをねぎらいました。G 氏は，不安げな表情をうかべながらも m-ECT を受けることを承諾してくれました。

　私は検査が終了して戻った G 氏の観察を密にしました。臥床している G 氏は，混乱は脱したものの，安心して休める状態ではなく困惑した表情を浮かべていました。「食事は摂れそうですか」と G 氏に尋ねると「食べたくない」と答えるため，温かいお茶をお持ちしてすすめました。2 分くらいたった後に「ください」と小声で返事があり，介助して体を起こしお茶を差し出しました。笑顔はないものの，「ありがとう。明日お願いします」と m-ECT を受けることを納得してくれました。

m-ECT が終了して

　翌日から m-ECT が開始となり，週 3 回合計 6 回の 1 クールの m-ECT が終了しました。術前にみられていた焦燥感や非現実検討識などの症状は緩和して，睡眠もとれるようになり，食事もしっかりと摂取できるようになりました。心配された記憶障害などもなく，主観的な評価もたいへんよく，「どうして，あのようなことをしたのかわかりません。追いつめられていたのでしょうね」と笑顔で話せるようにな

6 電気けいれん療法（ECT）

表1　m-ECT 運用マニュアル（家族・ご本人用）の一例

_____様

無痙攣性通電療法の説明
　この治療法は精神疾患に対して 1930 年代以降、数多く行われてきました歴史のある有効な治療法です。現在は手技も安全性を増し洗練されています。薬物療法によってなかなか治療効果の得られない興奮や不安の強い状態、幻覚妄想状態、混迷状態、難治性うつ病、自殺念慮などに対して有効で、かつ安全性が高いといわれています。

副作用
1. 治療後、頭痛や頭の重い感じ、ぼんやりした感じなどがでますが、まもなく改善します。
2. 治療の期間中、終了後に一過性に物忘れが起こることがあります。殆どの場合 1 ヶ月以内には回復します。

危険性
　合併症の多くは麻酔と通電療法に伴う急激な循環動態の変化によるものです。心停止、心筋梗塞、脳内出血などが 10 万回に数回程度の出現頻度で生じると言われています。

治療の方法
1. 事前に麻酔科医師による術前診察があります。
2. 治療は手術室で麻酔医師と精神科医師によって行われ、所要時間は 30 分程度です。
3. 治療前日の夜 9 時から絶飲食となります。
4. 病室で麻酔の前処置として点滴を開始し必要時には筋肉注射し手術室へ移動します。
5. 手術室入室後、心電図や血圧計を装着し、麻酔薬を注射し眠ります。
6. 身体の痙攣を防止するために筋弛緩薬を注射します。自分での呼吸ができない状態となるために麻酔科医が呼吸の管理を行います。
7. 精神科医師がこめかみより 5 秒間電気的な刺激を与えます。
8. 呼吸が回復し、呼びかけに答えられるようになったら病室へ戻ります。完全に覚醒するまでは酸素マスクで呼吸を補助し、心電計や血圧計を装着し経過を観察します。

このようにして通常 1 週間に 2〜3 回程度、合計 5〜6 回の治療を予定しています。更に治療を続けたほうがよりと思われるときには改めてご相談させていただき、同意無しに治療を継続する事は致しません。

今後、いつでもご本人、ご家族の意思で治療を中断する事はできますが、適切な回数を終了するまでは継続する事をお勧めします。

　　　　　　　　　　　　　　　　　　平成　　年　　月　　日
　　　　　　　　　　　　　　　　　　○○病院精神科　担当医
　　　　　　　　　　　　　　　　　　_____

安曇総合病院「精神科 IC 用マニュアル」より

りました。急激に症状が改善したG氏の体験をきめ細かく聴取して，治療継続の動機づけを強化するために客観的な評価を伝えることを看護の重要な役割として，チームでかかわりました。

　患者や家族のm-ECTへの抵抗感は強く，納得して治療を受けてもらうためには非常にていねいなインフォームド・コンセントと誠実な看護が必要となります。病状によって同意が得られにくいという問題もあり，倫理的な課題については当該病院内での議論は必要であると考えます。

　そのため，厳密に適応から，基準，手順を整備して，多職種で検討ができる体制が望ましいと考えられます。

（南方英夫）

・・・・・・・・・・・・・・・・・・・・・・・事例のポイント・・・・・・・・・・・・・・・・・・・・・・・
- 患者や家族が安心してECT施行を受けれられるように，ていねいな説明を心がける。
- ECT施行を受ける患者の不安をねぎらう。
- ECT施行後は症状の変化を詳細に観察し，その後のケアの展開にフィードバックする。

2 専門的知識・専門的技術

7 心理社会的リハビリテーション，認知行動療法

● 基本的考え方

　精神科の治療は，身体療法としての薬物療法，ECTと，環境療法，心理社会的リハビリテーションを含むいわゆる精神（心理）療法に大別できる。心理社会的リハビリテーションは，精神障がい者が社会生活を送るための工夫や習慣を身につける精神科医療領域のリハビリテーションである。精神障害をもちながらもその人が望む生活が送れるよう，セルフケア能力を改善し現実的な問題へ対処することを目標とする。集団，あるいは個別のプログラムで行われる。作業療法，SST，家族心理教育なども心理社会的リハビリテーションプログラムの1つである。入院医療だけではなく，訪問看護，ACT（包括型地域生活支援プログラム），外来，デイケアでも心理社会的リハビリテーションアプローチが行われている。

　多職種チームで行われることの多い心理社会的リハビリテーションにおいて，看護者は患者の思いに沿いつつチームの調整役を担うことが期待されている。

①心理社会的リハビリテーションのプログラム

● 作業療法：コミュニケーション能力の向上，日常生活上の身辺整理，余暇活動（趣味や創作作業，娯楽，レクリエーション），就労準備活動などに取り組み，課題遂行能力向上をめざした支援を行う。
● SST（Social Skill Training 社会生活技能訓練）：症状への対処方法，対人関係など苦手な日常生活の技能について学び，日常生活での対処能力を高めるためのトレーニング。モデリング，ロールプレイ，肯定的フィードバックなどの技法が

用いられ，宿題で学んだ技法の汎化をめざす。
●集団精神療法：集団内の人間関係を積極的に活用して，患者の洞察の深まり，行動の変化をめざす。集団力動が治療に役立っているという意味では，作業療法，デイケアも一種の集団療法である。看護者は，集団精神療法の知識，技能を学んでかかわる。
●家族心理教育：家族へ障害，治療，症状，問題行動への対処方法について情報提供を行う。集団で行われることが多く，家族相互のサポートも期待できる。

②心理社会的リハビリテーションが行われる場

●デイケア：生活リズムを整え，対人関係能力やコミュニケーション能力の向上をはかることで社会参加を促進する集団的活動。通院医療の1つであり，病気への対処などを学ぶことで再発予防の効果を期待されている。
●訪問看護：住まいに赴き，生活の工夫をしたり，相談に応じる。高齢者，認知症患者等の場合，合併症の治療などを行うこともある。
● ACT（Assertive Community Treatment 包括型地域生活支援プログラム）：多職種チームによる訪問を中心とした支援。医療サービスの提供，生活・就労支援を通して，利用者が望んでいることの実現をめざす。精神症状のために自由に外出することも不可能な重い障害をもっている当事者でも，地域で質の高い生活が送れるよう支援する。

③認知行動療法

　認知行動療法は，個人の行動と認知（物事のとらえ方）の問題に焦点をあてた精神療法である。自己理解にもとづく問題解決とセルフコントロールに向けた学習支援ともいえる。行動上・認知上の問題，感情や情緒の問題，身体の問題，動機づけの問題などがこの療法の対象となる。
　これらの問題を解決するために，問題や症状を引き起こした状況やきっかけ（先行条件），悪化していった経緯，あるいは状態維持のメカニズム，（反応），認知や行動の変化（結果）を明らかにする。ついで，患者自身が問題や症状につい

7 心理社会的リハビリテーション，認知行動療法

て心理教育を受けることで自己理解を促進し，具体的な目標設定を行う。その際，解決しやすいところから変えていくことを第一に考える。行動の修正から取り組むこともあるし，問題や症状を維持させている認知の修正から取り組むこともある。そして，1つの変化が問題解決の連鎖として展開していくように解決課題を整理してかかわる。

　今後，認知行動療法の発想を日常の看護にどのように取り入れていくか，精神科看護技法としての応用が課題である。問題の形成と維持についてのアセスメントや解決方法についての心理教育，共同実証主義（患者とともに考え，対処し，結果を振り返る）といわれる関係のあり方，「原因探しではなく，問題が維持・増悪してきた経緯やそこに展開される悪循環に注目する」など，看護現場の問題解決に認知行動療法の基本的な発想から得られる示唆は多い。

Advance

認知行動療法と診療報酬

　認知行動療法は 2010（平成 20）年の診療報酬改定で，精神科外来において「うつ病に対する効果が明らかになっている認知行動療法について評価を新設する」として診療報酬の対象となった。生活技能訓練（SST）は入院医療でしか認められておらず，認知行動療法は外来でしか認められていない。

　外来通院のうつ病の患者は増えつづけている。2010 年の患者調査では，うつ病を含む気分障害の外来患者は 101 万人である。この 10 年間で倍増していて，外来通院者の約 3 分の 1 を占めている。重い病態ではない外来のうつの治療に，認知行動療法を積極的に取り入れさせるための政策誘導が診療報酬での点数化であろう。

　精神療法にはさまざまな技法があるが，実証性が確認されたものは少ないとされる。しかし，以前から認知行動療法は有効性が実証されているといわれていた。これも「効果が明らかになっている」として診療報酬での評価につながったようだ。認知行動療法は，診療報酬の対象となることで今後さらに普及していくものと思われる。

　「認知療法・認知行動療法」の診療報酬の点数は 1 日につき 420 点である。精神科を標榜する保険医療機関以外の保険医療機関においても算定できるとされて

いる。算定要件は，以下のとおりである。
○入院中の患者以外の患者について，認知療法・認知行動療法に習熟した医師が，一連の治療に関する計画を作成し，患者に説明を行った上で，認知療法・認知行動療法を行った場合に，一連の治療について16回に限り算定する。
○診療に要した時間が30分を超えたときに限り算定する。
○ 認知療法・認知行動療法と同一日に行う他の精神科専門療法は，所定点数に含まれるものとする。
○認知療法・認知行動療法の実施に当たっては，厚生労働科学研究班作成の「うつ病の認知療法・認知行動療法マニュアル」に準じて行う。

★

「うつ病の認知療法・認知行動療法マニュアル」におけるプログラム（http://www.mhlw.go.jp/bunya/shougaihoken/kokoro/index.html）は，「治療者用マニュアル」「うつ病チェック用紙」「自動思考記録表（コラム表）」「患者さんのための資料」からなっている。
　このマニュアルを使用した治療は以下のような16回のセッションで構成されている。なお，各セッションでは宿題が出され次のセッションではそれの検討を行うというプログラム進行になっている。

1-2セッション：病状，経過などの問診と問題の整理，心理教育（うつ病，認知モデル等）を行う。

3-4セッション：治療目標（患者の期待）についての話しあい，自分自身の心身の状態をモニターし，その程度を数値化する活動記録表の記入が宿題として出される。

5-6セッション：自動思考記録表（コラム表）を使いこなせるようにする。記入のポイントは「不快な感情を伴う出来事である『状況』を具体的に記入する」「不安，悲しみ，落胆，怒りなどの『気分』をその強さを数値化して記入する」「その時に頭に浮かんだ考えやイメージである自動思考とその確信度を評価して記入する」などである。

7-12セッション：このセッションでは，前のセッションで使いこなせるようになったコラム表を使って自動思考に「認知のかたより」がないか検討する。治

療者は，「元気な時だったら，違う見方をしないでしょうか？」「他の人が同じような考え方をしていたら，あなたは何と言ってあげますか？」といった問いかけで，患者が自ら気づくことができるように質問していく。

13-14セッション：その人のものごとのとらえ方の中核にある信念，認知の前提となっている信念等を明らかにすることを課題としたセッションである。これはその人の認知の枠ぐみであり，スキーマと呼ばれている。

たとえば「自分無能だ」「他人は自分のことにしか関心がない」「渡る世間は鬼ばかり」というスキーマがあると起こった出来事は悲観的にとらえられる。そして，悲観的，自己否定的な自動思考を生む。検討されたスキーマは，元気な時，うつの時に区分して「心の法則」として整理して，次のセッションに進む。

15-16セッション：治療の終結と再発予防を課題としたセッションである。治療の振り返りを行い，身につけたこと，変化した点を確認する。治療が終了することによる不安，今後，うつ症状が出た時の対処方法について話しあう。この終結段階のセッションでは患者の主体性がかなり発揮されるようになっている。

この流れで認知行動療法が進められていくが，自殺・自傷や治療の継続に影響を与えるような経済的問題，身体上の問題，虐待を受けるなどがあればこれらの問題を優先して取り上げることも検討されなければならないとされている。治療に疑問を感じている場合，治療者に陰性感情をもっている場合も同様である。

また，全セッションが終了せずに症状が改善してきた場合にも，最後まで続けることが安定した回復をもたらすことを患者に話すようにとマニュアルには記されている。

〔吉浜文洋〕

事例　本人を主体とした取り組みとしてのSST

SSTとは，精神障害をもつ人たちへの心理社会的アプローチの1つです。1994（平成6）年の診療報酬改定において（入院生活技能訓練療法）という名称で取り組まれて以来，治療の一環として多くの精神科病院などで取り組まれており，私たちにとっては日常の身近な存在になっています。近年では，院内だけではなく，訪問の場で行われるSSTなども普及してきています。

SSTは，ソーシャルスキル（生活技能・社交技能）をトレーニング（訓練）することであり，人と人とのやり取りを身につける技法です。私たちは対象者をアセスメントして，ある時は導いたり，ある時はサポートしたりというように取り組んでいくのですが，アセスメントの方法や私たちの視点の取り方によって，SSTというトレーニングの主体が変わってくることがあります。トレーニングとは，本人が目標に向かって取り組むということが基本にあります。その過程ではコーチやトレーナーと協働しながら一歩ずつ，くり返しをしながら取り組んできます。SSTも患者さんが目標をもって，私たちと一緒に協働しながら進めていくことを大切とした技法であると思います。

　SSTの練習課題を設定する際には，いくつかのやり方があります。1つは，その人自身の問題点に注目しながら，私たちが見立てる「本人や社会の中で一般的に必要だと思われるスキル」をアセスメントしながら，練習課題として導いていくというやり方です。そのような時は，患者さんのできていることや，良い点などに注目していくようにしていくと，本人のもっている力を伸ばすトレーニングになります。しかし，患者さんの問題点ばかりに注目しすぎると，時には，「私たちが身につけさせたいこと」を押しつけてしまうことになるかもしれません。そのようなトレーニングでは，きっと「やらされている状態」になってしまうでしょう。

　たとえばH氏が入院中にSSTに参加したときのことです。そこでは毎回職員がSSTの練習課題を決めていました。その日は『正しい電話のかけ方』が課題でした。職員が「電話でのやり取りはとっても大切なので，みんなで練習しましょう」と伝えられ，みんなが職員のお手本をまねをしつつSSTが進んでいきました。

　H氏も同じようにまねをし，スタッフから「はい上手にできましたね」と拍手をされたそうです。それはそうです。なぜならH氏はテレフォンアポインターを5年以上も経験していたからです。H氏は次のようなSSTへの不満をもちました。「私は何年もテレフォンアポインターをやってきたので，電話のやり取りはできる。でも，みんなと同じようにまねさせられた。私は家族とのやり取りが下手なので，そのことを練習させてほしかったのに」。参加者自身の希望や力をきちんとアセスメントしないで，「SSTを行う」ということだけを目的とした場合に，陥りやすい例かもしれません。

　さて，本人の希望に添った練習課題を導きだしていくというやり方というのはどういったものでしょうか？　以下は本人の希望に沿った練習課題を導き出していくやり方の1つです。

リーダー　さて，今日はみなさんに"自分の夢や希望"を教えてほしいと思います。
患者さん　「はい。私は働きたいと思っています」
リーダー　おっ，働きたということは，とってもすてきな希望ですね。ぜひ，実現
　　　　　できるようにみんなで取り組んでいきたいと思います。では，それを実

現するためにはどのようなことから始めたらいいと思いますか？　一緒に考えてみましょう。

（参加者からさまざまな意見があがる）
　　　　　❶寝早起きができる
　　　　　❷薬をきちんと服用する
　　　　　❸自分のしたい仕事を考えてみる
　　　　　❹ハローワークに行ってみる　etc

リーダー　いくつか出ましたが，まず最初にやってみたいことはなんですか？
患者さん　「はい，まずはハローワークに行ってみたいです」
リーダー　ハローワークに行ったら，どんなことをしてみますか？
患者さん　「障がい者雇用の場所を探して，担当者に働きたいって伝えたいです」
リーダー　では，障害者雇用の担当者に「働きたい」という気持ちを伝える練習をしてみませんか？
患者さん　「はい，練習してみます」

　この後に，ハローワークの障がい者雇用担当者に対して「働きたい」という気持ちを伝える練習をしました。その後，本人は予行練習をしっかり行って，ハローワークに行きました。そしてその次のSSTの時間で「働きたいという自分の気持ちをしっかり伝えられました」と報告してくれました。

★

　SSTは，導入→教示→モデリング→リハーサル→フィードバック→般化という流れで行われています。その中で特に大切だと思うことは，導入の時点で「なぜその練習をするのか」ということを本人がしっかり認識できていることだと思います。それがしっかりされていないと，ソーシャルスキルをトレーニングするのではなく，SSTという時間をイベントのように使ってしまうことになってしまいます。練習する本人が希望することや，そのトレーニングが必要と認識していけるように，本人が主体性をきちんともった練習方法でなければならないと思います。
　SSTの実際のセッションを見ていると，「普段の生活の中で，困っていることを出してください」と参加者に問いかけているリーダーがいます。困っていることを出してもらい，そこから練習課題を設定していこうというやり方のようです。しかし，私は「これからやりたいことがあると思いますが，その時に『こんなことを練習しておきたい。相談したいことがある』ということを出してもらえますか？」と参加者に問いかけるようにしています。こちらの進め方でも練習する課題は同じになるかもしれません。しかし，私は「SSTは希望や夢に向かっていくための取り組みである」と考えていますので，参加者がSSTは「自分の希望を叶えるために

SSTに取り組むこと」という認識をもってトレーニングに参加してほしいと思っています。

(土屋 徹)

・・・・・・・・・・・・・・・・・・・・・・・事例のポイント・・・・・・・・・・・・・・・・・・・・・・・
● スタッフではなく本人の希望にそった練習課題を。
● 「困りごと」ではなく「これからしたいこと」に焦点をあてて SST を行う。
● 「なぜ私は SST をするのか」という認識を対象者がもつような導きを。

参考文献

Advance

1) 厚生労働科学研究費補助金こころの健康科学研究事業：精神療法の実施方法と有効性に関する研究　うつ病の認知療法・認知行動療法治療者用マニュアル．2010．

2 専門的知識・専門的技術
8 行動制限最小化看護

基本的考え方

　精神科医療関係者が遵守しなければならないことの1つに，行動制限のルールがある。本来，人が人の行動に一方的に制限を加え自由を奪うことは許されない。しかし，精神科医療では，電話・面会の制限，隔離，身体拘束，任意入院患者の開放処遇の制限が，やむをえない場合には行えることになっている。これらの本来許されないはずの行動制限が許容されるには，正当な業務として行っていること，精神保健福祉法およびその関連法規の定める方法と手続きを遵守していることが必要要件となる。行動制限についてはすべて，その開始にあたっては「なぜ制限が必要なのか」など，できるだけ患者に説明したうえで行わなければならない。また，診療録への記載が義務づけられている（実地指導にあたって看護記録への指示時間等の記載を要求する自治体もある）。

　精神保健福祉法は，入院患者の「医療又は保護に欠くことのできない限度において」行動制限を行えることを規定している（第36条）。これは，可能な限り最も制限の少ない方法となるよう努力しなければならないことを意味する。一方，患者の権利を保障する観点から，行ってはならない行動制限，精神保健指定医しか行えない行動制限についても定めている（第36条第2項，3項）。①信書の発受の制限，②都道府県または指定都市及び地方法務局その他の人権擁護に関する行政機関の職員並びに患者の代理人である弁護士との電話の制限，③都道府県または指定都市及び地方法務局その他の人権擁護に関する行政機関の職員並びに患者の代理人である弁護士及び患者または保護者の依頼により患者の代理人となろうとする弁護士との面会の制限は，どのような場合でも行ってはならない。

精神科看護における行動制限は，精神保健福祉法の規定を遵守することを基本としなければならない。各施設の行動制限についてのガイドラインやマニュアルも，精神保健福祉法とその関連法規から逸脱することは許されない。これらの法規を超える独自のルールを各施設で設定してはならない。

また，精神科看護の倫理を語るうえで，最も重要視されなければならない点が行動制限である。治療上必要とはいえ行動を制限される患者の人権や心情に配慮し，人としての尊厳を守ることは精神科看護の専門性であり，大きな責務である。

隔離・身体拘束にあたっては，自殺・自傷，転倒などの防止，薬物の副作用，肺塞栓症などの観察と対処に十分注意を払う必要がある。

行動制限についての留意事項

①通信・面会の自由は，患者の権利として尊重されなければならない。特に信書については，出すこと，受け取ること，いずれも制限できない。
②隔離は，「内側から本人の意思によっては出ることのできない部屋」へ入室させることをさし，自殺企図，自傷行為，身体合併症などによる生命の危機，または他害行為が著しく他に適切な代替方法がないと判断された場合にのみやむをえずなされる。隔離中の臨床観察は主に看護者によってなされることになるが，医師は最低１日１回，診察することが義務づけられている。
③身体拘束は，患者本人の生命の保護，重大な身体損傷を防ぐためになされる。対象となるのは，放置すれば患者の生命にまで危険が及ぶおそれがあると思える状態を呈している患者である。身体拘束中は常時の臨床観察を行うのが原則である。そして，医師は頻回に診察を行わなければならない。
④隔離・身体拘束時の巡回の頻度は，自殺念慮の強さ，鎮静に使った薬物の量，一般的身体状態等を考慮して個別の患者ごとに決定する。業務上の目安としての巡回間隔を定め遵守することも必要である。
⑤隔離・身体拘束が安全に行われるために，合併症や事故の予防に十分な注意を払い，対応方法や技術，観察ポイント，看護介入などが示された看護手順書を整備する。

⑥任意入院患者の開放処遇を制限できるのは，自殺企図，自傷行為，対人関係をめぐるトラブルなどがあり開放処遇を継続することが適当でないとみなされた場合のみである。この制限は漫然となされてはならず，その妥当性が行動制限最小化委員会などで検討されなければならない。
⑦行動制限最小化委員会の設置，また行動制限の一覧できる台帳を整備し，行動制限を適切化する努力がなされなければならない。
⑧行動制限中の患者の権利や尊厳が極力守られるよう援助する。
⑨行動制限中の患者のニーズが満たされるよう援助する。
⑩行動制限が早期に解除できるように援助する。
⑪深部静脈血栓症，肺塞栓症の予防，早期発見がなされなければならない。身体拘束のみでなく隔離，過鎮静などでも肺塞栓症は起こりうる。中高年女性の肥満，脱水，抗精神病薬の使用などがリスクを高める。各種の予防対策を講じなければならないし，深部静脈血栓症の段階での発見が必要である。

Advance

メディカルモデルとリーガルモデルのせめぎあい

「開放観察」という用語が精神科医療現場で使われるようになり，10年ほど経過した。旧厚生省国立病院部政策医療課が出した「精神保健福祉法運用のマニュアル」（1999年6月）によると「行動制限開始時に比べ症状は改善されてきたが，いまだ不安定であり，行動制限を解除することが困難と判断される患者で，一定の時間，行動制限を解除して症状を観察すること」を「開放観察」という。

この定義のように十分な病状改善がない段階でも早め早めに開放的な処遇を心がけることは，行動制限最小化につながる。このことに異を唱えるつもりはない。問題は，医師の指示のありようである。多くの場合「開放観察」の指示は開放する時間のみが指示される。開放観察がなされている間に，問題が起きると看護判断で再隔離や再拘束がなされる。判断は看護者に委ねられるのが常である。極端な場合，「24時間開放観察」「随時開放観察」という指示が出され，実質的に隔離，身体拘束を看護が判断する場合もあると聞く。

隔離，身体拘束にあたっては，医師ないし指定医の「直接の観察」が必要というのが行政の解釈である。緊急避難状況でない限り看護が隔離，身体拘束を判断

してはならないはずである。「開放観察」という指示は、これらの法解釈に抵触する。事故が起きれば誰が判断したかが問われる。

このような医療側のある意味では法の趣旨を無視した医療に都合のいい解釈での法運用は戦後の精神医療では連綿と続いてきたのではないか。

1951（昭和26）年に施行された精神衛生法には「医療又は保護に欠くことのできない限度において」行動制限を行うことができるとの規定のみしかなかった。1954（昭和29）年から翌年にかけて社会問題化した東佐誉子事件。社会問題となったこの不当、不法な大学教授の強制入院を審議した衆議院法務委員会は「人権の精神科医への白紙委任」だと精神衛生法の通信面会などの患者処遇を批判した。行動制限の基準を制定すべきであるとの厚生省への要望書も提出している。

この国会での議論をみても精神衛生法はほぼ完璧なメディカルモデル的法規であったとみなせる。つまり、医療側の判断で運用され、司法などの第3者機関がチェックできる仕組みがなかったのである。

精神衛生法は、1984（昭和59）年に抜本的改正が行われ精神保健法と法の名称が変わる。この改正は、宇都宮病院事件を背景としていることもあって「精神障害者の人権に配慮した適正な医療及び保護を確保する」ことを意図していた。任意入院の制度化、退院請求・処遇改善請求等の権利の告知、指定医制度の創設、行動制限基準の制定などリーガルモデルの導入が図られたといわれた改正であった。

しかし、「医療又は保護」についての医療側の裁量は精神衛生法とそう変わってはいない。法の基礎にあるのはパターナリスティックなメディカルモデルであるが、リーガルモデル的に適正手続を定めることによって、両者の調和をめざした制度設計といえるかもしれない。

その後、精神保健法は福祉の領域も取り込んで精神保健福祉法となったが、法の運用の実態は、リーガルモデル的な側面の形骸化が進行していく。精神衛生法時代に後戻りしたかのような様相となったともいえる。それが、表面化したのが犀潟病院事件であった。身体拘束された1人の患者の死亡事故を契機に指定医の直接の診察による判断、記載義務など、行動制限の手続きがほとんど守られていないことが明らかになったのがこの事件である。それは犀潟病院に限らないとい

うことも関係者は認識していたと思う。

　この事件が社会問題化し精神科病院が批判されるなかで，リーガルモデル的側面への再認識，コンプライアンス意識の高まりが起きる。しかし，それは一時的な現象に過ぎなかった。事件から1年足らずで「開放観察」が登場し，またもやメディカルモデル的な法運用が再開された。指定医不足など法遵守困難な状況があり，法と現実の乖離が埋められず放置されたままでいることでメディカルモデルへの揺れ戻しとして開放観察という抜け道が考え出されたというのは言い過ぎだろうか。

　このように，戦後の精神医療の歴史をみると法の規制を排除して医療者主導で処遇を決めていくといった法運用がなされてきたといえるかもしれない。医療者の行動しやすいようにルール設定を行いがちなのである。隔離・身体拘束などの行動制限をメディカルモデルとリーガルモデルの適切な統合のためには，どうすればいいのか，何が必要とされているのか。このような観点から検討してみることでしか，「開放観察」問題を打破できる道はないだろう。

（吉浜文洋）

2 専門的知識・専門的技術
9 退院支援・退院調整

基本的考え方

　精神科急性期治療病棟，精神科救急病棟は年々増加しており，入院の短期化が進んでいる。一方で，入院期間1年以上の長期入院患者では，その動態に大きな変化がみられておらず，今後，どのように退院支援を進め，長期入院患者の減少をはかっていくかが課題となっている。退院支援は，入院時より始まるといわれる。入院になった患者や家族，とりまく環境をアセスメントし，入院時から退院に向けた看護を展開することが必要である。

　急性期の退院支援は，短期間に，病状の回復と同時に環境を整備することが重要となる。再入院を防ぐためには，入院前の状態にどのようなケアをプラスすればよいのかを考えるべきである。

　慢性期の退院支援は，退院することに不安を感じている患者や，地域での生活をイメージすることが難しくなっている長期入院患者が多いので，患者の意欲を高めるなど，潜在化しているニーズを引き出し，生活力をアセスメントし，不足している部分を補うために必要なことを患者とともに考えなければならない。さらに，地域で暮らすことに自信を喪失している患者をエンパワメントすることは精神科看護者の重要な役割である。

退院支援・退院調整にあたっての要点

①急性期では，入院時の看護計画を立案する過程で，退院に向けたかかわりをいかに展開するかを考えていく必要がある。症状の安定をはかるために医師を中心

とした医療チームが機能することが重要であるが，同時に入院時の環境状態等もアセスメントしながら環境調整を多職種多機関と協働して行っていく必要がある。

②入院時から退院支援スクリーニングのためのアセスメントシートを通して退院後の生活状況を予測し，患者に必要なスキルの獲得への援助と利用可能な社会資源へのアプローチを始める。患者に不足している生活技能の再獲得のために，パスを用いて患者主導的にSSTや心理教育，プレデイケアを行いながら，さまざまな職種の人たちの支援が受けられることを体験してもらうことも必要である。

③地域生活に戻るための準備を行う時期には，患者や家族と話し合いながら退院後の生活について考えていくことが必要になる。患者教育と同時に家族教育も行い，地域での生活を送るための社会資源や福祉制度についての情報を提供するべきである。また，困ったときの相談窓口を明確にして患者や家族に伝えておくことは，安心して退院後の生活を考えることにつながる。

④地域で生活する条件が整ったところで外泊訓練を行う。外泊時には，退院前訪問看護を実施し，地域での生活能力や生活環境をアセスメントする。生活の場で，退院後の生活のイメージをもちながら，患者・家族とともに退院後の生活について具体的に検討する。また，外泊訓練時には，地域の相談支援事業所や福祉サービス事業所の見学や体験をし，患者自身に地域にも支援する職種や機関があることを体験してもらう。また，患者が退院後，地域で安心して自立した生活を送るために，患者と多職種，多機関のスタッフが参加するカンファレンスを実施する。

⑤退院にあたっては，再発兆候の確認を行う。そして，再発兆候を自覚したとき，試みた対処で無効だったこと，効果のあったことなどについて話し合い，クライシスプランを策定する。このプランには，初期の対処方法，相談する人，緊急時の連絡先などを記載し，本人に手渡し地域生活で活用してもらう。

⑥退院調整を行うには，院内に退院支援システム（多職種多機関を含む）を構築することが望ましい。多職種による退院調整チームにより退院可能な患者に対し，積極的に医療と福祉両面からの包括的なケアマネジメントを展開する必要がある。この医療福祉包括型ケアマネジメントは，退院という環境の変化の中で，人的環境の変化を最小限にするというメリットがあり，患者が安心して地域での

生活をスタートするためには有効である。

Advance
退院支援におけるクライシスプランの活用

　クライシスプランとは，危機的介入のためにあらかじめ作っておく介入計画のことである。

　クライシスプランを作成するには，クライシスマネジメントが実施されていることが重要だ。クライシスマネジメントとは，危機的状態を最小限に止めるために行なう対策と手順の手法である。具体的には，情報を収集しアセスメントし，危機的状況とは何か，それを解消するにはどのような方法があるのかを検討し，プランを作成しておくことである。実施においては危機的状態に対する予防の方法をくり返し練習し，実際に危機的な状況が起きた場合にはクライシスプランに沿って迅速に対応し，危機的な状況を最小限にし，状況がより悪化することを防いでいく。そして，それらの振り返りを行い，再発を防ぐように準備をしておく。

　退院支援におけるクライシスマネジメントは，入院時の患者情報，家族状況など患者を取り巻く環境因子などを情報収集し，入院生活における多職種のアセスメントを実施するなど，患者の全体像を多面的にマネジメントしたうえで行なうことが必要不可欠である。プランという点で考えると，退院支援計画のなかにクライシスプランが入っている必要がある。なぜなら，精神障がい者が地域で生活をしているとさまざまな危機的状況が起こるからである。その危機的状況はくり返され，早期に対処ができない場合に病状の再燃が起こり，入院する状況になることが多い。

　また，危機的状況が長引けば長引くほど入院期間も長期化してしまいがちである。しかし，病状の再燃をくり返す事例などでは，早期に危機的介入をすることで，再燃を防ぐこともできる。それには，危機的な状況になりそうな時に本人からSOSを出せることが必要となるため，SOSをどのような場合にどこに出せばよいのかという練習が入院中にできるとよい。このように地域での生活における危機的状況を予防するために，そして早期に解決するためにクライシスプランを立てておくことが重要になる。

クライシスプランの立案は，まず患者と看護者（もしくは多職種チーム）が一緒に本人の発病や入院になったきっかけや苦手なこと，ストレスを多く感じることなどについて話しあうことから始まる。次に，患者を取り巻く環境因子をアセスメントし，患者が危機的状況に陥る要因について検討する。多くの場合，危機的状況はくり返されていることが多いので，いままでの経緯の中から危機的状況に陥った原因を振り返ることで，早期介入のヒントが見えてくる。危機的状況をアセスメントすることと同時にしておきたいことは，患者の良い状況はどのような状況なのか，危機的状況になるまでの経過をあわせてアセスメントしておくことである。良い状況を把握することで，悪化時の早期発見ができる。

　クライシスプランは具体的であり，本人のSOSにいかに迅速に対応できるかが重要になる。つまり，危機的状況は「○○のような状況」であるという具体的な状況把握と，そのような事態では誰がどのように支援をするのかを明確にしておくことが重要であり，これは日ごろから支援チームの中でコミュニケーションをとり，情報共有をしておくことが求められる。さらに，安心できる関係の支援者が一緒にクライシスプランを立てておくことが，本人の安心の材料となる。

（東美奈子）

事例　多職種による支援で長期入院患者の退院を後押しする

　I氏は，統合失調症で60代後半の男性です。以前は母親と2人で暮らしていましたが，母親が亡くなり，その後，数年間はなんとか独居生活を続けていました。

　I氏は，長年，外来通院していましたが，精神症状は慢性的でみずから内的体験を口にすることはありませんでした。今回，「α線の被害を受けた」「筋ジストロフィーになった」との訴えが強くなり，生活が維持できなくなったことをきっかけに入院となりました。

　入院前の生活は，ほとんど出かける機会もないまま，毎日横になって過ごすことが多く，食事もパンをかじる程度。着替えも入浴もせず，こたつでじっとしている生活だったようです。入院直後，I氏は，熱発し化膿性腰椎症と診断。「電気銃で撃たれた所が痛い」と腰痛を訴え治療を受けました。その後しだいに腰痛も軽減し，精神症状についても内面には慢性的な妄想はあるようでしたが，病棟生活では行動化することもなく，病的体験の明らかな表出はなくなりました。

入院生活の長期化

　病状も落ち着き，日常生活は穏やかにマイペースで過ごしているI氏でしたが，退院することについては消極的で，そのような話になると「家に帰るとα線か，何か音波のようなものが出て体調が崩れる」「そのことが解決しないと家には帰られない」と入院継続を希望しました。退院の意欲は見られず，深くかかわろうとすると被害妄想を訴えるI氏に，退院のきっかけを見いだせないまま入院期間が長くなっていきました。入院中，I氏は，時々自宅に1人でバスに乗り外出していました。時にはラーメン店に寄ったり，散髪に行ったりして帰ってくることもありました。

I氏の転機

　入院して2年が過ぎたころ，I氏のいまの入院生活について尋ねると「病院の暮らしに慣れたので帰っても，病院にいても，どちらでも良い」との言葉が帰ってきました。

　その数日後，医師の「まだ若いので，いったん退院してがんばってみませんか」との言葉がきっかけとなり，退院支援を行うことになりました。病棟カンファレンスを行い，I氏の入院生活の状況，病状についてスタッフ間で共有し，後日，I氏，医師，退院調整看護師（私），PSWでカンファレンスをもちました。

　そこでは，入院前・入院中の生活状況や退院後の生活についての本人の思い，課題について話しあい，退院に向けて取り組んでいくことにしました。I氏は，いまの気がかりについて，風呂が使えるかどうか（以前から壊れているのでダメなら自転車で銭湯に行かないといけない），掃除や片づけのことを話されました。また糖尿病があり，食事の心配もありました。ご飯は自分で炊けるようでしたが，自転車で近くのスーパーに毎日行って，惣菜を買っていたという話を聞くなかで，退院後，自転車に乗れないと困るのではないかと考えました。I氏からも「自転車に乗れるか心配だ」という言葉が聞かれました。また家事について「配食でもいいと思っている」「サービスを受けてもいい」と言う一方で，具体的な話になると他者の介入には拒否的な面もあり，特にヘルパーの利用については「自分でできるから」と受け入れは消極的でした。「お金もかかるから……」との言葉からはI氏自身の生活観が理解できました。

　I氏は，退院後の生活に対して，自信もあるようでしたが，同時に不安もうかがえました。キーパーソンである姉に対しては，医師より退院の説明がなされました。I氏と姉は以前より折りあいが悪く，I氏は姉の手助けを望みませんでした。姉も退院について強い拒否はなく，距離をおいて見守ることで了解されました。

退院の準備

　退院の準備として，まずは外出して家の様子を見に行き，掃除をしたり，風呂が壊れていないか，自転車が動くかを確認することにしました。外出には病棟看護師

とPSWが同行し，退院前訪問を行いました。I氏の自宅は，数年間，掃除や片づけがされた様子はなく，廃屋のようでした。電気やガス，水道は止めてあり，荷物やごみで足の踏み場がないくらいで，風呂も壊れていて使えなくなっていました。台所もしばらく使った様子は見られませんでした。I氏の自宅は2階建てで寝室は2階だったようですが，「電波を受けるから2階には上がれない」と強く言われたので，生活の場は1階ということになりました。実際の生活の場を見ることで，退院に向けての課題の多さが表面化し，より具体的になりました。「良かったです。また近いうちに出かけましょう」とI氏は笑顔でした。

　I氏は外出・外泊をくり返し，積極的に取り組んでいるようでしたが，体調の悪さを訴え一時中止になった時期もありました。私は，I氏の退院に向けての不安や緊張，疲れを考え，様子を見ながら進めていく必要があると思いました。I氏の退院後の生活を考えると生活の細々としたことへの準備が必要なこと，またI氏のこれまでの生活やこれからの生活を考えるとき，高齢で，長期間入院してきたI氏が，生活の不自由さだけではなく，「孤独」にならないように，地域の保健師や相談支援専門員，訪問看護師の力を借りることにしました。

多職種による支援

　地域の支援者を交えた多職種参加のカンファレンスを重ね，情報交換をしながら，退院後必要なサービスを検討し，I氏や支援者が退院後の生活をイメージできるように，具体的に計画を立て実際の生活の場でのかかわりを多くもつようにしました。

　当県（鳥取県）においては，地域移行支援の取り組みとして，市町村がその対象者と認めた場合，入院中でも20時間を上限としてホームヘルプサービスが利用できるようになっています。I氏は，実際の生活がイメージしにくいことと，人との関係性が深まりにくい傾向があったので，このサービスを利用することにしました。退院後も利用できるホームヘルパーと外泊時に掃除やごみ捨てを一緒に行なうことで，関係性が構築でき，「頼りになる人」として受け入れてもらうことができました。しかし，ヘルパーによる調理は受け入れず，配食サービス（おかずのみ）を選ばれました。私たちはI氏の意向に添い様子をうかがうことにしました。気がかりだった自転車の練習には，保健師が付き添い，I氏と一緒に買い物に行ってもらったり，地域の情報を得ながら日中，過ごせそうな高齢者の集まる喫茶店を見学したりしました。

　病棟でのI氏は，エアロバイクで体力づくりに取り組んだり，自己服薬，また糖尿病の生活について教育ビデオを視聴したり，炊飯器でご飯を炊いてみたりと病棟内でできることに取り組んでいました。

　I氏の退院支援にあたり，私はI氏の今回の入院について考え，高齢に伴う身体症状や，母親が亡くなった後の生活のしづらさ，それによって孤独感などが影響し，病気の悪化につながったのではないかと話しあいました。以前の地域での暮らしの

なかでのI氏の思いや，長期入院を経て退院に向かう不安を受け止めながらかかわることができました。そして病院だけではなく地域の支援者と協働しながら，本人と一緒にできることやできないことを1つ1つ確認しながら退院後の生活のイメージを作り出し，調整していきました。

退院前カンファレンスには，退院後に，地域での生活を支えてもらうすべての支援者に参加してもらいました。病院と地域がつながっているということ，多くの人の助けがあることをわかってもらうことで，I氏の退院する勇気を後押しできたのではないかと思います。その後，I氏は無事退院されました。

（高田久美）

------- 事例のポイント -------
- 日常的なかかわりから退院のきっかけをつくる。
- 実際の生活の場での退院準備。
- 多職種協働の支援で退院への意欲を支える。

2 専門的知識・専門的技術

10 代理行為

● 基本的考え方

　精神保健福祉法は，入院患者に対し，医療または保護のため必要最小限の行動制限を容認している。

　患者が隔離，身体拘束下にある，あるいは開放処遇が制限されている場合，病棟から外へ出て生活用品，飲食物等を購入することが不可能となる。また，紛失やトラブルの可能性が高いとみなされると，金銭の所持が認められないこともある。そのため制限を受けている患者に代わり，看護者が代行あるいは管理せざるをえない「代理行為」が発生する。その際には，代理行為として行うことの範囲を明確にし，責任体制を整備しておかなければならない。そして，可能な限り本人が自ら行え，あるいは自己管理できるしくみを追求する姿勢も必要である。

　過去には，過剰な代理行為が行われ，患者の権利の制限であり社会生活技能の低下を招くことになると批判された歴史がある。生活用品や金銭の自己管理能力を維持，あるいは高めることは社会参加のために重要であり，その観点から代理行為を見直し少なくする努力が払われてきた。今後ともその努力は継続されなければならない。しかし，急性期中心への移行，認知症，高齢者の入院の増加などの昨今の精神科入院医療の動向からすると，代理行為を最小化する努力が払われても全廃することは難しい。今後も代理行為は精神科看護の業務として一定の重さを持ちつづけることになる。

　認知症などの高齢の精神障がい者は，判断能力が十分でないまま退院することもありうる。その場合，入院中の代理行為に代わる地域生活での対応が必要となる。判断能力の十分でない入院患者の代理行為の問題は，地域生活への移行も見

据え，成年後見制度，日常生活自立支援事業の積極的な活用にまで拡大して考える視点が必要である。あるいは，地域生活でこれらの制度を利用していた患者が入院した場合には，入院中も継続した制度利用が可能となるよう，配慮されなければならない。

①代理行為の内容と注意すべき点

　代理行為には金銭管理，生活用品の購入，私物管理などがある。ただ単に，業務遂行をスムーズにする，あるいはトラブルを避けるために患者自身で行えることを代理行為として看護業務に組み入れている場合がある。しかし，失敗やトラブルから学ぶことも必要という考え方も必要である。患者の生活技能について個別にアセスメントし，リスクと患者にとっての利益を比較検討する必要がある。すべての患者に一律に代理行為を行うのではなく，あくまで個別での対応を原則とする。患者ごとに症状や状況を定期的に評価し，必要性を見直す必要がある。

②代理行為の類型

　代理行為は，以下の場合に必要最小限に行われることが望ましい。
（a）急性精神病状態，不穏状態等で判断能力が不十分と思われる場合
（b）患者自身が実施する能力はあるが隔離，身体拘束，開放処遇の制限等で自ら行うことが許されていない場合
（c）高齢，認知症などで判断能力が低下している場合
（d）本来，家族が行うことになっているが，諸事情により行うことが困難な場合

③代理行為と契約

　代理行為は契約と考える。看護の現場裁量で実施するのではなく，すべての代理行為について，書面で患者またはその家族の同意を得て行う。

④成年後見制度，日常生活自立支援事業の活用

　判断能力が不十分な認知症高齢者や精神障がい者が地域において自立した生活が送れるよう，利用者との契約に基づき，福祉サービスの利用援助や日常的な金銭管理の支援等を行うのが日常生活支援事業である。また，成年後見制度は，物事を判断する能力が十分ではない認知症や精神障がい者の権利を守る成年後見人を選ぶことで，本人を法律的に支援する制度である。成年後見人は本人の意思を尊重し，心身の状態，生活に配慮しながら本人に代わって財産を管理したり，契約を結んだりする。

　これらの制度は，特に金銭管理をめぐって入院施設内の代理行為と関連する制度であり，看護者は十分理解しておく必要がある。その趣旨を理解し，患者やその家族に情報提供し，必要に応じ活用を勧める。その際，患者に不利益が生じないように配慮しなければならない。

Advance

代理行為とは何か
●代理行為の定義を巡って

　『精神科看護用語辞典』[1]で代理行為をひいてみると「精神保健法第36条（処遇）の規定に基づき，本来なら，自分で行うことのできるはずの社会的な行為を，制限の必要な患者について看護者が代わって行うことをいう」と書かれている。

　しかし，精神保健（福祉）法第36条は行動制限についての条項であり，この規定を代理行為の直接の法的根拠とするには無理がある。代理行為は，あくまでも行動制限の結果生じた事態である。病棟外，保護室外に出ることが制限された結果，本来なら本人が行うことが可能な買い物などができなくなり，それを病院側が代行するのが代理行為である。

　この定義だと精神保健福祉法で「制限の必要な患者」とみなされた患者にのみ代理行為が許されているとも解釈できる。あるいは，この法律に「看護者が代わって行う」代理行為についての規定があるように読めてしまう。

　入院患者の処遇は症状に応じて治療上，さまざまな制限が加えられることがあ

る。制限は精神保健福祉法の規定する「治療又は保護に欠くことのできない限度において」（36条）行われる行動制限のみではない。精神保健福祉法をひも解いても代理行為を考えるのに参考となる条文は出てこない。各病院で入院患者の不自由，不利益の解消，治療的意義などを考慮しつつガイドラインを整備していくしかない。

　危険物となり得るとみなされると所持品の病棟内への持ち込み禁止は一般的に行われている。洗剤や文房具でも危険物扱いとなることがあるため，日常生活に支障が出る。あるいは紛失，貸し借りによるトラブルなどの懸念により病棟によっては現金の所持が認められないこともある。家族が日常的に面会し現金を渡せない以上，病院側が預かり管理せざる得ないこともある。

　精神症状が活発，あるいは認知機能に問題があり金銭や物品の管理ができないこともある。このように精神症状のために管理能力が減弱していると思われる場合，金銭や私物を病棟で管理せざるを得ないこともある。ケアとの連続性の強い管理であるが，代理行為の類型の1つといえる。

★

　セルフケア能力が著しく欠如している場合には全介助（全代償システム）による支援が行われるが，この場合の「代行」はあくまでも空気・水・食物，排泄，個人衛生などのセルフケアの領域についての「代行」である点が代理行為一般とは異なる。代理行為で代行されるのは，セルケア領域というより金銭管理や私物管理のような生活技能にかかわる領域での代行である。セルフケアの全介助と代理行為は時に区別が困難なこともあるが，一応このように定義しておけば議論が混乱することを避けられるのではないかと思う。

　精神疾患の急性期ではセルフケア能力が低下し，全介助で援助せざるを得ないし，生活技能も低下するので代理行為が行われることもある。しかし，急性期を脱し回復期に入れば，セルフケア能力も生活技能も次第に回復してくるのだから援助の形態も変えていかなければならない。

　過剰な管理は長期に及ぶと生活技能を低下させることになるため，好ましくないことはいうまでもない。入院期間の短縮が進めば，代理行為の問題の多くは解消するだろう。短期の入院であれば家族での対応が可能だと思われるからである。

●金銭管理などについて

　厚生省大臣官房障害保健福祉部精神保健福祉課長通知として出されている「精神科病院の指導監督の徹底について」には，金銭管理について次のような指導項目が列挙されている（平成20年5月26日改正）。
・病院管理者が入院患者の金銭を管理する際には約定書を取り交わしているか
・病院管理者が入院患者の金銭を管理するにあたって，管理費を徴収する場合には，適正な価格となっているか
・入院患者全員に対して，病院が一括して金銭管理を行っていないか
・預かり金は，原則として個人毎に口座を設けて管理し，収支状況についても個人毎に整理，把握され，患者本人，保護者等から要請があった場合には，速やかに提示できるようにしてあるか
・生活保護法による入院患者については収支状況について福祉事務所から要請があった場合には，速やかに提示できるようにしてあるか
・身の回りの品などについて，市場価格と比べ高額な金銭を受領していないか

　ここに挙げられている項目は，過去の実地指導などで問題になった事項であろうと思われる。毎年の実地指導でこれらの点は確認されているだろうが，金銭管理の最低限の遵守事項としての認識しておく必要である。

　過去には，事務職員，精神保健福祉士，看護者による預かり金の使い込が発覚し刑事事件として捜査されているとの報道がなされている。十分な事件予防体制，病院内監査体制が整備されなければならない。

（吉浜文洋）

事例　私物の自己管理推進を阻む看護者の意識の背景にあるもの

　当病棟は精神科慢性期病棟で，一部の患者の衣類や洗面用具を看護者が管理しています。ADLが自立し，私物の一部は自己管理できている患者に対しても看護者が衣類などを管理している場合があります。しかし，衣類などを看護者で管理していた長期入院患者が，社会復帰病棟へ転棟した後，生活用品全般の自己管理や単独外出などができるようになった例があり，代理行為が必要と思われるほかの患者にも，生活用品の管理能力があるのではという可能性を感じていました。同時に私は，習慣化した代理行為が存在しているのではないかとも感じていました。このような思いを抱いた私は，習慣化した代理行為の背景について，看護者へのインタビューを

通して分析を行いました。結果，看護者は習慣化した代理行為に対し，患者の能力に合わせた改善や変化への欲求をもっていることがわかりました。たとえば「○○さまは洗濯が好きだ」「看護者が思っているより患者は（セルフケアが）できている」「いろいろな行動をみることで患者の良さがわかる」といった意見がありました。インタビュー実施前は，習慣化した代理行為はマンネリの表れではないかと考えていました。しかし，看護者は患者の能力や業務のあり方について，客観的な視点をもち分析していると考えられ，この思いを活かすことは，習慣化した代理行為の改善につながると考えられました。

しかし，このような看護者の意欲的な思いの一方，自己管理を推進することを阻む背景が3つ示されました。

自己管理の推進を阻む背景

第1に看護者の「ネガティブな思い」です。看護者個々の経験，知識，性格などさまざまな要因から，専門的判断に対する自信のなさ，新しい方法に対応できないという思いや，消極的な気持ちが生じていると考えられます。「はっきりいって情熱も欠けてきた」「精神科はそんなに経験ないし」などのインタビュー内容から個々の看護者の「ネガティブな思い」は，習慣化した代理行為に対する業務の見直しに消極的な意識かつ看護者の意欲の低下を引き起こす可能性も考えられます。

第2に「固定観念」です。看護者は患者や家族に対し固定した見方をもっており，インタビューからも「慢性病棟で（ADLの）レベルもずいぶん落ちている」「家族も（入院期間が）長いから慣れてしまって変われない」などあり，固定した見方は個々の患者の能力を軽視し，看護者が必要以上に代理行為を請け負ってしまうこともあると考えられました。また代理行為に対し，「入職した時からそうだったから，そういうものだと思った」という声も聞かれ，病棟の歴史の流れからも習慣化した代理行為は作り上げられており，あたりまえの業務として疑問を感じにくくなり，明確な必要性をもたないまま引き継がれ悪循環を形成していると考えられました。つまり，看護行為が看護者本意になってはいないか，現時点の患者・家族の状態に合った方法であるのかを判断し直す必要があると考えられました。

第3に「職場集団の中の葛藤」です。看護者は職場集団の中で，率先力のある看護者の存在を求めることや，ほかの看護者の考えを優先すること，集団の和を保ち衝突を避けるために同調する傾向があると考えられます。看護者の意欲的な思いは職場集団の中で抑制されていることがあると思われます。インタビューでは，「波風立てないほうが良い」「誰かひっぱっていってくれる人がいれば」「受け持ち看護師の考えもあるだろうから言えない」「カンファレンスで意見を言えない」などの意見がありました。

看護者は職場集団の中で孤立することへの不安や，集団の和を保ち衝突を避け，他者に従うことや，権威者の言うことを無条件に受け入れようとするなどの社会的

な心理が存在していると考えられます。その結果，看護者の葛藤の存在は習慣化した代理行為に対して疑問を感じたとしても，チームの中で表面化されないことがあると考えます。

代理行為見直しへの動き

今回の研究後にも，代理行為や職場集団の葛藤について病棟でディスカッションを行いました。その中で，「代理行為になる時に『看護者がやる意味があるのだろうか』と考えるようになった」「研究をきっかけに患者に返そうっていうムードができた」「前よりは意見しやすくなった」「（患者を）個別に見られるようになってきた」などの前向きな意見が聞かれました。実際に研究前より少しずつ，患者のニードに合わせた援助へ変化していると思われます。それは，看護者は患者への固定したイメージを抱きながらも，そこから転換しようとする意識がみられたことです。たとえば，以前は患者管理の提案があった時に「前に患者にできないことがあったから無理だ」などの意見で提案が消滅することがありました。しかし現在は，いまの患者の能力に着目し「まずここからやってみて評価しよう」という意見にチームが賛同し，患者管理への実施がされつつあります。具体的には，いままですべての衣類やおやつを看護者で管理していた患者について「タオルや靴下は患者が管理する」「衣類の保管は看護者管理だが，洗濯は患者が行う」「おやつの保管は看護者管理だが，購入は患者が行なう」「おやつを1回分ずつ患者が管理する」など，患者の個々の能力に合った方法へ代理行為が移行しています。また，職場内では定期的に病棟会議が行なわれ，代理行為の見直しを行い，看護計画の変更を行っています。会議で看護者1人1人の意見が顕在化できるように，個人が意識することや，事前に意見をつのるなどしています。会議時間が延長することもあり，以前より活発な意見交換がされるようになりました。その反面「受け持ち看護者からは変えようという意見が出ない」「発言しにくい雰囲気がある」などの意見もありました。よって，まだ「職場集団の中の葛藤」は拭い去れない現状はみられていると考えます。

患者のニードに合った代理行為に向けて

私は，インタビューやディスカッションを通じて個々の看護者が代理行為や職場集団についての思いを表現し，お互いの気持ちを知りあうことは，各個人の意識がチーム全体に影響を及ぼしていることを認識するよい機会になったと考えます。

今後も職場内が一体となるためにも，個々の看護者の思いを表現する場を積み重ねて，職場のよい雰囲気作りへの道筋を作り上げられたらと思います。そして，1人1人の看護者が組織内で自分の気持ちを表現できる環境を整えて，自由な意見のやり取りを行ったりすることで看護者の意欲的な思いが顕在化し，「職場集団の中の葛藤」の壁が薄くなり，患者のニードにあった代理行為へ変化すると考えます。

（上田綾子）

2 専門的知識・専門的技術

──────────── 事例のポイント ────────────
- 不必要な代理行為が行われている背景を考える。
- 患者の個別性に対する看護者の意識を変化させていく。
- 看護者の思いを顕在化させ「職場集団の中の葛藤」を乗り越える。

参考文献

Advance

1) 日本精神科看護技術協会編：精神科看護用語辞典 新訂第1版．メヂカルフレンド社，P130，2000．

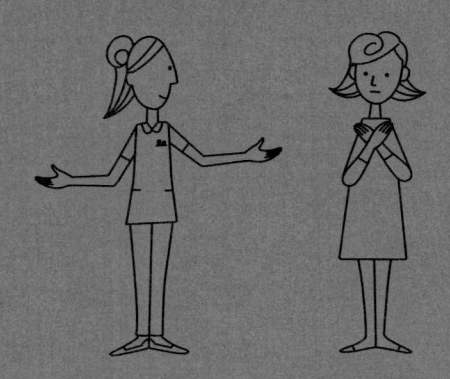

3 臨床看護

3 臨床看護

1 精神科救急・急性期看護

● **基本的考え方**

　一般的に疾患の救急・急性期は突然の健康破綻であり，生命維持や症状改善のために集中的な医療・看護が必要となる。精神科医療の救急・急性期では，顕在する幻覚妄想や，暴力行為，易怒性，易刺激性，躁状態，抑うつ症状やそれらに起因する自殺企図などの精神症状の鎮静と緩和に重点が置かれることが多く，専門的なアセスメント，看護計画の立案，その実践が求められる。また，精神状態に起因するリスクに十分な注意を払うリスクマネジメントが必要である。救急・急性期では，初期治療導入時のインフォームド・コンセントや積極的服薬（治療内容の十分な説明と合意による治療契約およびアドヒアランス）が回復の鍵を握るといってよく，患者およびその家族へ十分な説明を行い，治療への参画を支援していく必要がある。入院当初から多職種による退院を視野に入れたカンファレンスを行い，治療計画を立案・実行し，早期退院をめざしていく。

①入院時には必要な治療について十分な説明を行い，理解を得るよう努力する

　救急・急性期では病感や病識がないため本人の同意が得られず，やむなく非自発的入院（医療保護入院等）に至る場合が多い。それゆえに患者は治療に関して拒否的であったりする。たとえ，このときに病勢に影響されて十分な理解が得られなくても，熱意を込めてていねいに説明することで患者の記憶に残り，以後の治療によい影響をもたらすこともある。したがって，現状では精神疾患によって社会生活を送ることができなくなっていることや，治療すれば早期に社会復帰が

可能であること，治療にかかわるスタッフは社会復帰のためにこれから全力をあげて援助していくことを，根気強く伝えていかなければならない。

②不安をもった家族を支える

　初回治療の場合，家族は不安や困惑が強く，精神疾患に関しての知識もほとんどない場合が多いことから，医師が治療計画や入院期間の説明を行っても十分に理解できていない場合がある。看護者は不安をもった家族を支えるために，具体的な援助内容やこれから予測される事態，入院後に必要な事柄などを家族の理解のペースに合わせて説明する。家族が疲弊している場合も多いため，入院当初は無理をして面会に来る必要はなく，家族の生活を立て直す時間の確保も大切である旨を説明し，一定期間家族がゆっくりと休養できるよう配慮することも必要である。

③患者の人権を守り，精神保健福祉法を遵守する

　救急・急性期では，患者の病状により，本来人として尊重されるべき行動の権利が制限される場合がある。自殺・自傷行為の恐れが強く，他の方法では生命，身体の保護がはかれない場合は身体拘束が，また，他害の恐れが強い場合には隔離が必要となることもある。これらの隔離，身体拘束は患者の自由を奪い，権利を著しく侵害する緊急避難的行為であり，あくまでも患者自身を，あるいは周囲の人々を守るためのやむをえず行う方策であることを理解しておく。

　このような理解のうえで行動制限を最小化し，できるだけ早くこの時期を脱することを精神科医療・看護はめざさなければならない。行動が制限されている状態では，患者の人権の尊重に十分配慮する倫理的感性が必要である。また，その際には精神状態と同時に身体状態の観察を十分に行い，精神科での重篤な合併症である深部静脈血栓症・肺塞栓症，悪性症候群，誤嚥性肺炎，抗精神病薬による副作用などに十分な注意を払わなければならない。

④多職種によるチーム医療で早期退院をめざす

　早期の退院・社会復帰をめざすには，入院当初からの多職種によるチーム医療が重要である。

　入院後はなるべく早い段階から治療のゴールを明確にして，退院目標を設定する。入院中の治療，看護は退院後の生活を想定して検討されなければならない。パスや標準治療計画が整備されている場合には，看護者の役割を明確にしながら治療計画に沿った看護援助を実践していく。また，看護者は入院生活の場面において患者との関係づくりや，治療的環境を整える対応を心がける。患者の病気や治療に対する理解が深まるようにサポートして，主体的に治療に向き合えるようにすることが重要である。

Advance

急性期で症状が強い状態における治療への同意について

　精神科の急性期では多くの場合，精神機能が著しく障害され，自分の状態どころか周囲の状況すら認識できなくなっており，精神的にも身体的にも危機的な状況であるにもかかわらず，医療の必要性が理解できない状態にある。そのような状況で治療への同意を得ることは困難を極める。

　インフォームド・コンセントが有効であるためには患者に同意能力がなければならない。患者に同意能力がない場合には，本人の同意には効力がなく，家族や後見人による代諾が必要になる。しかしながら，このような状況で患者本人に十分な説明がなされぬまま非同意入院となり行動制限を受けた場合には，医療への不満・不信，孤立感に結びつき，治療関係の構築に大きな支障をきたすことになる。まずは，患者が現在いる場所が病院であること，患者にとって安全な場所であり，「私たちはあなたの味方であり，あなたを助けたいと思っている」ということをはっきりと伝えることが大切である。

　医師によるインフォームド・コンセントの際には，精神症状に伴う不安や混乱に加え状況を理解できないことから，医師の説明をよく理解できないことが多い。このため，入院時に看護者による面接（外来診察の説明の補完，入院時の処遇，治療方針，今後の見通し，病棟生活，治療システムの説明，疑問の確認）を

1 精神科救急・急性期看護

行い，安全を保障し安心感を提供することはインフォームド・コンセントの補完となり，治療への理解が促進される。この際にかかわった看護者のもつ雰囲気が治療環境のイメージにつながり，患者の環境適応を促すことになる。

また，入院時はセルフケアレベルが大きく後退し，身体的にも大きな問題を抱えていることが多い。入院と同時にまず全身状態のチェックと管理，セルフケアの援助を開始する。この際，上述したかかわりを続けながら，個人の尊厳を最大限尊重したうえで，身体という実体に直接手を触れることにより患者との援助関係を構築していく。こうした日常生活上のかかわりが現実との接点となり，少しずつ患者の存在を現実に引き戻し，患者が安全・安心感をもつことにより治療関係が構築され，治療の受容につながっていく。

（工藤正志）

Q&A

「回転ドア現象」から脱却するために必要な支援のあり方とは？

急性期を脱して退院しても，病識が希薄なことから服薬や通院を自己中断してしまい，その結果，病状の再発・再燃をきたし再入院をくり返してしまうことを回転ドアに例えて，「回転ドア現象」という。

退院後安定した社会生活を営むためには治療の継続，特に服薬の継続・自己管理が欠かせない。そのためには，患者自身が病気を理解したうえで主体的に治療に向きあう必要がある。入院時から多職種による心理教育や服薬指導を行い，病識の獲得とアドヒアランスの向上を図っていく必要がある。さらに，社会生活では多くのストレス要因と向きあうことになることから，地域での相談支援体制を確立させ，患者本人が選択し利用することで，危機回避ができるような多様なサービスが求められる。訪問看護，デイケア，相談支援事業所，福祉サービス事業所，行政機関などがこれにあたる。このようなサービスを入院中から情報提供し，見学・体験してもらい，できれば地域の担当者と患者本人が顔合わせすることで，地域でも支えてくれる人がいることを実感でき，安心して地域で治療を継続しながら自立した生活を送ることができる。

また，このような治療関係の構築を基として「病識獲得」をめざした治療構造にあっての再入院は，佐藤[1]が述べているように「1回目の入院が『措置入院』

であったものが，2回目は「医療保護入院」，3回目は休息のための『任意入院』であるというように，病状再燃でも初回とは色合いの違った，少しでも患者本人の自立性の増したもの」となることから，再入院を肯定的に積極的に捉える必要性もある。入院の目的を患者本人と共有することで，何が社会生活を困難にさせたかを明らかにし，多職種チームのアプローチによって問題の対処方法を身につけることができる。「病状の回復」「本人の休息」「家族の休息」「経済整備」「単身生活準備」など，さまざまな目的の入院があってよく，これらは比較的短期の入院で済み，社会生活の維持に重要な役割を果たすものと思われる。

(工藤正志)

事例　入退院をくり返していた患者への服薬支援

J氏は40代後半，統合失調症の男性で過去に2回入院歴があります。母，妹と3人暮らしですが，普段の生活は別棟で単身生活をしています。妹は病気を抱えた母の世話のためJ氏への支援は難しい状況にありました。

今回，注察妄想の増悪，生活が不規則，夜間徘徊，不潔傾向が著明，食事摂取も不十分となり，医療保護入院となりました。入院後，J氏の部屋を掃除した際に約8か月分の薬が発見されています。

J氏の薬に対する思いを知る

入院後は注察妄想も徐々に軽減し，1か月が経過したころにはデイルームで食事を摂取できるようになり，院内の売店にも外出するようになってきました。

退院後は再び単身生活になること，服薬がきちんと行われなければ再入院の可能性も危惧されることから，J氏の薬に対する理解を深めてもらい，アドヒアランスを獲得したうえで服薬自己管理を継続していくことが必須と考えました。そのためには，J氏が服薬すること，継続していくことをどのように思っているのか，本人の気持ちを知る必要があると考えました。J氏が薬をどのようにとらえているかを評価するため，DAJ-10（患者の薬に対する構えの評価尺度／DAJ-30の短縮版）を参考に，質問内容を少しわかりやすくした独自のアンケートを作成し，実施してみました。J氏の薬に対する思いや気持ちを治療者側も理解してかかわっていくことで，よりアドヒアランスの獲得・向上に繋げることができると考えたのです。

薬剤師による服薬指導開始前のアンケートでは，「自分の飲んでいる薬の名前はわからないが，薬を飲むことで人に見られている感じはなくなってきている」と薬の効果をJ氏なりに感じていました。また，自己管理することへの不安も感じていないという回答でした。しかし，継続して服薬する意味や必要性についての質問には

ハッキリした回答が得られませんでした。この結果を薬剤師に伝え，薬効・用量・用法と副作用について服薬指導が行われました。指導後「薬の効能や副作用をわかりやすく教えてくれたから，あの薬を飲んだ時は眠くなったりしてたんだなって思った」と薬の作用・副作用について理解を示すような言葉や「退院するためにちゃんと飲まなきゃなって思った」と服薬することに対し積極的な意見も聞かれました。

アドヒアランスの獲得・向上に向けたかかわり

　J氏と相談し1日分の服薬自己管理から始め，空の薬包を毎日確認後，1日分ずつ渡すことにしました。J氏との会話を通して入院前の状況と現在の状況を比べ，どのような違いがあるか話しあい，前向きな話や積極的な言動があった時，日常で少しでも変化が見られた時などに言葉にして直接伝えると笑顔を見せてくれました。がんばっていることを評価することで，服薬継続へのモチベーションを高めアドヒアランス獲得・向上へ繋げるきっかけにもなったと考えます。

　また，自己管理するために薬袋から1日分ずつケースに入れることで飲み忘れをなくすことができるのではないかと考え，蓋付きの小物ケース（5cm×15cm・4分割）を準備し，J氏の意見を聞いて朝・昼・夕・寝る前の表示をそれぞれ青・黄・赤・緑と色分けしJ氏が使いやすいようにアレンジしたことで，服薬自己管理に対する意識を高めることへ繋がったと思います。

　1日分ずつの自己管理ができていたので，3日分・4日分と日数を増やしていきましたが，きちんと服薬をすることができました。自己管理を始めて4週間ほど経過したころ，それまで20時に服用していた就寝薬を19時ごろに服用し就寝する日が続いたため話を聞くと「寝る前の薬を20時に飲むと朝ごはんの時に起きれそうにないから」「3食きちんと食べたいから19時に飲んだ」と理由を話してくれました。J氏なりに生活を意識した行動でしたが，実際に眠れている時間などを振り返ると「消灯後に眠っている」とのことで，あらためて「どうしますか？」と希望や思いを話しあった結果「そうですね。20時にします」とみずから時間を元に戻しましたが，朝寝坊することなく朝食も摂取でき「大丈夫でした」と笑顔を見せていました。

　しばらくしてJ氏より「退院する日も近づいてきたから，1週間分まとめてもってみたい」と自己管理日数を延長する希望が出されました。その後も問題なく服薬ができ，自宅へと退院しました。

退院後のJ氏

　現在，J氏は定期的に外来通院しています。退院時にできなかったアンケートを退院後3か月経過した時点で行ったところ，服薬に対してネガティブな回答はなく，「健康のために3kmぐらい歩いている」「外食はいけないと思い，少しずつ自炊をしています」「日中の薬1回2錠だけど頭の具合が冴えないので薬を増やしてほしい」

などの話が聞かれたため，診察前に主治医へ情報提供し，J氏の意見を尊重して話しあえるよう支援しました。また，月1回のPSWによる訪問指導により，自宅でのJ氏の生活状況や服薬状況などを観察し，必要に応じて支援しています。

入院中に薬に対しての思いを傾聴し，アドヒアランスを獲得・向上するための支援を行うことで，回転ドア現象を防止できると考えています。

（石川桂美）

事例のポイント

- 患者のもつ薬に対する思いや気持ちを治療者側も理解しかかわっていく。
- 患者の服薬支援に対しては多職種でのアプローチを意識する。
- 薬を自己管理するための小物の工夫で，患者の服薬自己管理を支援する。

参考文献

Q&A

1) 佐藤浩司：精神看護エクスペール6　救急・急性期I　統合失調症．中山書店，2004．

3 臨床看護
2 精神科身体合併症看護

● 基本的考え方

　精神科身体合併症は，概ね，①精神疾患に併発した身体疾患，②身体疾患または身体的要因を伴う精神症状・精神疾患，③精神科治療の副作用としての身体疾患，④精神症状・精神疾患が誘引となり発症した身体疾患・症状，の4つに分類できる。精神科の患者の症状は，時に精神疾患が背景にあるのか，身体疾患の症状なのかの見極めが困難なことがある。身体合併症治療においては，まずは何よりも身体的な危機の回避が優先される。しかし，現実検討能力や理解力が十分でない場合には，生命の危機が差し迫っていても診断を妄想的解釈で否認し治療を拒否することで，治療選択の幅を狭めてしまうことがある。

　精神科救急・急性期では激しい精神症状に目を奪われ，身体疾患を見落とすことがあるので，身体面のアセスメントを忘れないようにする。加えて，向精神薬の副作用の出現にも十分な注意を払う必要がある。一方，慢性期の患者や認知症の場合，長期入院，高齢，向精神薬の長期服用という背景を考慮した観察やケアが求められる。精神科で対応する身体疾患は多様であるため，精神科看護師は身体疾患に関する総合的な知識をもつ必要があり，すぐれたヘルスアセスメント（フィジカルアセスメント）能力が求められている。

①治療やケアを妨げる主な患者側の要因

　身体合併症の治療やケアを円滑に進めることを妨げる主な患者側の要因としては，「認知障害」「理解力の低下」「コミュニケーション能力の低下」「教科書どお

りに出現しない身体症状」などがあげられる。これらの要因に加えて，精神科では「向精神薬の影響」や「自覚症状を訴えられず身体疾患の発見が遅れ重症化しやすい」「精神疾患，身体疾患それぞれの症状がお互いの症状に影響しあう」傾向があることにも注意しなければならない。治療に対し同意能力が不十分な場合は，家族に説明し同意を得て，その内容をカルテに記載する。

②身体疾患の早期発見を困難にする医療者側の要因

　身体疾患の早期発見を困難にする医療者側の要因としては，「患者の身体症状を軽く見る傾向」「発見のための働きかけ不足」「身体に関する看護の基礎知識・基本技術の不足」などがあげられる。適切な観察を行い，その結果をアセスメントするためには，身体疾患に関する知識や技術を習得し，事例検討や日々のカンファレンスを活用し対応力を高める必要がある。フィジカルアセスメントを行うにあたっては，検査データなどの客観的情報や向精神薬との関連なども考慮し，精神症状のアセスメントも加えたうえで総合的に行うことが重要である。

③精神科治療や病態に関連した身体疾患

　隔離・身体拘束による深部静脈血栓症・肺塞栓症や，咳嗽反射の低下による誤嚥性肺炎や麻痺性イレウス，顆粒球減少症，悪性症候群，リチウム中毒，糖尿病，水中毒などの抗精神病薬の副作用に注意する必要がある。また，自傷行為・自殺企図，拒食・不食による栄養障害など生命の危機に直結する精神症状関連の行動もある。

④老年期にみられる身体疾患に注意する

　精神科では長期入院患者の高齢化や，認知症患者の受け入れにより，加齢に伴う身体疾患をもつ患者が多くなってきている。高齢の患者の場合は，そもそも身体機能低下があり身体疾患の症状をとらえることが難しく，症状が悪化しなければわからないというケースも多く見られる。たとえば誤嚥性肺炎などにおいて

は，咳嗽反射が低下して誤嚥や喀痰の増加に気づきにくい。また，せん妄による注意能力の欠如や薬剤による鎮静によって転倒・転落し，急性硬膜下血腫や圧迫骨折，大腿骨頸部骨折などを起こしやすく，次々と身体疾患を併発してしまう危険性がある。

⑤合併症予防のためのリハビリテーションを積極的に行う

　長期の高齢入院患者や認知症患者の場合，向精神薬の長期服用，生活を施設に依存しているためのセルフケア不足，社会との接点の乏しさによる行動範囲の限定などによって，身体機能の低下は加速される。このため，身体合併症の治療のみならず身体機能低下を予防するための看護がきわめて重要である。合併症予防のための生活・身体管理として，睡眠の確保，食事・排泄の援助や身体の清潔保持を行うことがあげられる。加えて運動による筋力の維持向上，嚥下訓練など，身体面でのリハビリテーションを積極的に行う必要がある。

Advance

精神科看護者が身体合併症を看る視点

　精神疾患により医療機関にかかっている患者数は，近年大幅に増加し，2008（平成20）年には323万人にのぼり[1]，精神疾患が糖尿病，悪性新生物，脳血管障害，虚血性心疾患とともに5大疾患の1つになった現在，精神科において身体合併症を抱える患者は増加することはあっても減少することはないことが予測される。

　このような背景のなか，精神科に勤務する看護者は，精神科患者が身体疾患を合併した時，患者の訴えが精神症状の悪化なのか，身体症状の悪化なのか判断に迷うことがある。そのような時，医療機器や検査など，医療設備が整っている施設であれば，医師に指示を出してもらい，タイムリーに治療を行うことが可能であるが，検査はしたが，何も発見されない場合（当然，何もないことは喜ぶべきことだが），「医療費が無駄になった」「患者に踊らされた」と感じてしまうことも考えられ，患者―看護者関係が負のスパイラルに陥ることもある。一方，医療設備が整っていない施設の場合は，看護者の観察力と患者の訴え方によって，

患者への対応方法とその結果は違ってくる。

　しかし，どのような施設で勤務していようとも，精神科に勤務する看護者は，身体合併症を早期に発見する使命がある。その使命をまっとうするためには，日々の観察がすべてであるといっても過言ではない。そのため，患者の訴えが普段に比べて，回数，表情，口調，緊迫度など「いつもより何かが違う」ということに気づき，なぜそう判断したのかの根拠を説明できることが大切である。

　臨床では，食事中の窒息で呼吸停止の危機を起こす時もあれば，慢性呼吸不全の患者が低酸素の影響で精神症状が悪化したり，糖尿病の患者がうつ症状で食欲不振に陥り低血糖症状になったり，高齢の患者が陰性症状で脱水になったりとさまざまである。そのため，緊急度と重症度，急性か慢性かという尺度も加えて判断すべきである。緊急度とは瞬時に処置を行わないと生命に危機が及ぶかどうかであり，重症度とは，予後や障害の程度である。急性とは，数時間から数日で症状が変化することで，慢性とは，長い年月を経て症状が進行するなど，時間と症状の関係である。

　身体合併症の早期発見と早期治療のために，「生命の危機の程度」と「症状継続時間」「普段との違い」の3点について述べたが，予防的な観点からは，以下のことを留意する必要がある。①身体の保清を図るため，毎日の口腔ケアと更衣，入浴やシャワー浴もしくは清拭を行うこと，②メタボリックシンドロームにならないために，食事の内容と摂取量，間食量を把握し，生活習慣の改善をすること，③患者が安心して生活できるようにベッド周辺とゴミ箱などの整理整頓と照明や騒音に配慮し，環境の提供と整備をすること。

　また，単科の精神科病院から身体合併症を疑われて救急外来を受診する患者には，水中毒で低ナトリウム血症，自殺企図で薬物中毒，飛び込みなどによる多発外傷，過換気による意識障害，摂食障害による低栄養などが多い[2]。これらの患者は精神疾患について理解が十分でない看護者からみると，「自分で勝手に病気を作っている」と感じ，「自業自得」という意識が芽生えることがある。精神科看護者は，精神疾患患者はコミュニケーションが不得手なため，一般的なコミュニケーション以外の方法で自分の気持ちを伝えることがあることを知っているし，それが自傷行為や過換気，過食・拒食という形で表現されることもあるということを何度も経験している。その時こそ精神科看護者の強みを活かした身体合

併症患者へのかかわりとして，患者の行動に共感を抱きつつ治療を進めていくことができる。

（千 英樹）

> **事例** 日々の観察と患者の訴えに耳を傾ける
>
> K氏は30代の男性で定職はなく，放浪癖があり，O県で生活保護を受けながら他県を転々としていました。ある時，T県に来て，橋の欄干から川へ飛び込んだものの死に切れず，自力で岸まで泳ぎ，パトロール中の警察官に保護され，医療保護入院となりました。
>
> **K氏の異変**
> 入院時の病名は，解離性障害で，前述の経過から看護師も「かなり変わった人」という第一印象をもっていました。K氏は，そのような経緯で入院したにもかかわらず，翌日から日中は食堂で過ごし，他患者が食堂に来ると自分から気さくに声をかけるなど社交的な一面を見せていました。ただ，気分が乗らない日や夜間になると，日中とは打って変わったように笑顔が消え，布団を頭からかぶりカーテンを閉め切ってふさぎこむ姿も観察され，看護者の間では「どちらが本当の姿かわからない」と思われていました。
>
> ある日，食堂で談笑していたときに急に立ち上がり，廊下に出てバタンと前のめりに倒れたということが起きました。駆けつけた私がK氏に声かけすると，「将来のことを考えると不安になり，急に目の前が真っ暗になって，そのあと記憶がない」と泣きながら話されました。
>
> そのため，K氏が意識してやっていることであれば，2次的な障害を防ぐために，「急に倒れたら，頭を打ってたいへんなことになるから，倒れるんだったらもっと安全なところにしてください」とお願いしました。
>
> その後，主治医に報告し，気分を落ち着かせるためにハロペリドールの静脈注射の指示が出ました。しばらくして，トイレのナースコールが鳴り，行ってみると，K氏はその場でうずくまって泣いていました。どうしたのか尋ねると「おしっこが出ない」ということでした。私は，「今度はトイレまで来てそんなことを言って泣くこともないだろう」ぐらいにしかとらえられず，なだめながらベッドまで誘導しました。
>
> それから10分ほど経過して再度，トイレからナースコールが鳴りました。そこにいたのは，またK氏でした。今度は，トイレの便器にもたれかかりながら，「おしっこが出ないんです。お腹が痛いんです」とさっきよりも声に緊迫感があり表情も違ったため，再度ベッドに誘導したのち，下腹部を見ると膀胱が明らかに充満し排尿障害が起きていました。主治医に報告し，導尿を行い，分割排尿で総量

1300mlの排尿がありました。

異常の早期発見のために

　なぜこのような状態になるまで放置してしまったのかを考えてみる必要があります。第1に先入観をもってしまったことです。つまり，K氏の「調子が悪い」という訴えを「精神症状の悪化」と判断したことで，精神疾患のみに集中する思考になってしまい，最初の段階でK氏の訴えた個所を診ることができなくなってしまったのです。

　第2にハロペリドールなどの薬剤で鎮静を図った場合，抗コリン作用により排尿障害となる恐れがあることはわかっていたものの，これだけ急激に症状が現れるとは思ってもいなかったため，副作用を軽視していたことです（また，このまま放置した場合，水腎症や腎盂腎炎などの合併症を引き起こす可能性もありました）。

　見過ごした点とは反対に，なぜ気づくことができたのかを考えてみると，K氏がいつも以上の訴えをしたことや，いままでトイレで倒れるということはなかったこと，それにこれまで以上に口調に緊迫感があり，「いつもと違う」と感じたからです。また，K氏が「具合が悪い」といったところを自分の目で確認したことで，異常の早期発見につながったと思っています。

　これらのことから，日々の観察と患者の訴えに耳を傾けるという，何気ない行為そのものの積み重ねが大切であるということを再認識しました。

（千　英樹）

・・・・・・・・・・・・・・・・・・・・・ 事例のポイント ・・・・・・・・・・・・・・・・・・・・・

- 精神疾患患者の身体に関する訴えを「精神症状の悪化」ととらえる先入観を考え直す。
- 患者の訴えにたいして真摯に耳を傾ける。
- 日々の看護実践の積み重ねを大切にする。

引用・参考文献

Advance

1）http://www.mhlw.go.jp/kokoro/nation/4_01_00data.html
2）日本精神科看護技術協会監：実践精神科看護テキスト18 精神科身体合併症看護. 精神看護出版，p13，2008.

3 臨床看護
3 認知症の看護

> ● 基本的考え方

　精神科を受診，入院する認知症患者は今後さらに増えつづけると思われる。高齢で，進行した認知症の場合，身体疾患の合併も多く，身体疾患の急変に対応できる医療，看護体制が必要である。

　認知症の症状は大きく中核症状，周辺症状（BPSD）に分けられる。精神科医療・看護のかかわりは，周辺症状の予防と軽減が中心となる。その人の個性や人生を重んじ尊厳を尊重するパーソン・センタード・ケアが新しいケア観として提唱され，バリデーションなどのコミュニケーション技術を駆使した看護の工夫もなされている。近年では認知症の原因疾患別に伴う症状の特徴や必要とされるケアが明らかになってきた。また，働き盛りに発症する若年型認知症もある。これら原因疾患別の症状を理解し，また進行段階によるかかわりの工夫が必要である。

①認知症の症状

●中核症状：脳の器質的病変因子から起こる症状（記憶障害，見当識障害，思考・判断・遂行機能障害，注意集中・分散の障害，失行，失認，失語など）で，脳の部位や病変の程度により様々な症状を示す。
●周辺症状（BPSD）：中核症状を背景に精神・心理症状（不安，焦躁，妄想，幻覚，抑うつ状態など）や行動障害（徘徊，多動，不潔行為，暴言・暴力など）が現れる。

②代表的な認知症治療と看護

　患者は，認知症の様々な症状の重症化，特にBPSDが日常生活上に支障をきたし，家庭・施設での介護が困難となり精神科病院を受診・入院する。今日，認知症の原因や経過も明らかにされてきており，経口ワクチンや治療薬の開発も進められ，今後期待されている。しかし，現在の精神科病院での入院医療の目標は，認知症の原因疾患の診断，認知機能の評価，認知症治療薬および向精神薬による薬物療法と適切な看護行為がもたらすBPSDの改善と症状の安定である。

　認知症は適切な治療・看護をすれば必ず治るとも限らず，症状が進むこともある。脳の器質的病変から生じる記憶障害や失語，さらに性格や生い立ち，どのような看護を提供されているかなどの環境因子の背景によってBPSDの改善度も変わってくる。看護者は，不安・抑うつ症状など，身体的・心理的要因による機能低下をきたしている患者に対し，パーソン・センタード・ケア，バリデーションなどの専門的知識と数々のコミュニケーション技術を駆使したかかわりが求められる。1人の人としてとらえ，心から尊敬と共感をもって寄り添うことで患者の尊厳を回復し，ひきこもらないように援助するなど，患者の背景にある不安や混乱を見抜く技術が必要となる。また，患者が話している内容が間違いであっても，否定せずにありのまま受け入れることの必要性を理解する。また，介護する家族を含めた治療環境の調整や，残された機能の低下を防ぐことが，看護の重要な役割である。疾患への理解，また患者の複雑なメッセージを読み解く力と，患者が理解しやすい伝え方を工夫する。

　認知症高齢者の死亡原因で多いのは，誤嚥性肺炎や心疾患などの内科的合併症である。認知症高齢者は身体の異常を自ら察知し，判断して，適切な受診行動につなげることが困難であるため，重症化しやすく，致命的な状況になってしまうこともある。看護者はふだんのかかわりを通して，向精神薬による嚥下反射の低下や身体面の細かい観察，内科的合併症の管理を行う。

③原因疾患認知症別の看護

　認知症は，原因疾患によって，アルツハイマー型認知症，脳血管性認知症，レ

ビー小体型認知症，前頭側頭型認知症（ピック病）に分けられる。それぞれの原因疾患と特徴を理解したうえで看護を行う。

④精神科病院の認知症看護における課題

　以下の点が今後の課題としてあげられる。
- 認知症や身体合併症のケアについてのスタッフ教育。
- マンパワーやシステムの充実，病棟のユニット化。
- BPSDの改善後，早期に地域や介護施設に連携するシステムづくり。
- 早期発見や診断ができるように，認知症について理解が得られる啓発活動。
- 認知症の中期以降も在宅で生活できるシステムづくり。
- 地域生活支援や認知症終末期ケアに対する政策の充実や診療報酬での評価。

Advance

認知症の中核症状・周辺症状と疾患別の対応

　認知症は中核症状が必発し，それらの中核症状から二次的に種々の精神・心理症状や行動障害が周辺症状として出現する。臨床のケアにおいては，精神・心理症状や行動障害の有無や程度が大きく関係する。また，精神・心理症状や行動障害は身体的，心理的，環境的要因などによって影響され，中核症状とも相互に影響しあい，幻覚妄想やうつ症状がある場合には，実際よりも認知機能が低下しているように見えることがある（重症と判断される）。そのため，精神・心理症状や行動障害などの周辺症状を適切に評価することが必要となる。

　ケアにおいて，アルツハイマー型認知症の初期で記憶障害や見当識障害などの中核症状が中心となる場合は，リアリティオリエンテーションが有効である。また，記憶障害があり食事をしたことを忘れて「お腹がすいた」「食事はまだですか」と訴えた場合，『食べたかどうか』という記憶に関しての議論や訂正はせずに「いま準備中です」「お茶を飲んで待ってましょう」といったん訴えに合わせてた後，話題を変えたり気分転換をするような対応するようにする。しかし，中期以降になると焦燥感が強くなったり，「何も食べさせてもらっていない」と被害的になり，数分おきに同じ訴えをしたり，待つことができずに大声を出したり

という周辺症状が出現する。このような時は，お茶や少量のおやつ食べていただくなどして，周辺症状が増強しないような対応をする。このように認知症の中核症状による生活のしづらさから周辺症状が生じるため，認知症の病期を見極めることが大切となる。実際のケアについては，疾患別の対応方法として説明する。

● アルツハイマー型認知症（AD）

　認知症疾患の4～5割を占め，慢性進行性で全経過は6～15年である。初期には記憶障害が認められ，特に最近の出来事に関する記憶（短期記憶）の障害は単なる物忘れにとどまらず，置き忘れた物を「盗まれた」と被害的に訴え，盗られ妄想が出現する。また，判断力の低下から日常生活ができなくなったり，能率が低下し，不安，焦燥感，抑うつ症状などを伴う。中期になると数秒から1分くらいの即時記憶が障害され，失認，失行，失語が顕著に表れる。失認では視空間失認が特徴的で，部屋の出入り口がわからずウロウロするなどの行動がみられる。失行は，着衣失行や構成失行が認められ，排泄や入浴，更衣ができなくなり，失語は，語の喚起や物品の呼称が困難になる。

　アルツハイマーの特徴として，言葉の末節や中間の音節を痙攣したように何回もくり返す語間代がある。末期には全失語となり，ミオクローヌスや痙攣発作が出現し，寝たきり状態となる。人格構造は中期頃までは比較的保たれており，表面的には愛想がよく，礼節も保たれている。進行とともに人格の崩壊が著しくなり，他者への配慮がなくなり，周囲に無関心で自分のこともかまわなくなる。感情的には，初期は抑うつ的になるが病気が進行すると，多幸的，上機嫌で何があってもニコニコとしており，楽天的なところが特徴的で感情失禁は比較的まれである。

　対応方法のポイントとしては，変化に弱く困惑・混乱しやすいため，ゆっくりとならしながら変化させていく。また，事柄を目の前に示して視覚的刺激に訴えると効果的である。型を決めパターン化して教えることも有効である。逆行性生活史健忘があるため，覚えているもっとも近い年代の記憶を今に結び付けて主張することがあるが，間違いを指摘せず話を合わせるようにする。矛盾や疑問を感じないため，理屈による説得よりも気持ちが通じてわかるような共感的・感性的な支持的援助が効果的となる。

中期では，過去の職業や趣味，家事や会話などを「〜している」つもりの言動が多く，作話が絡むこともある。病前の生活史や趣味などの情報収集が必要となるが，作話であれ，妄想であれどのような内容であってもじっと耳を傾けて傾聴し，寄り添いながら観察することが大切である。

● 脳血管性認知症（VD）

　脳梗塞や脳出血，クモ膜下出血，脳挫傷などが原因になって発症した認知症をいう。障害された部位によって症状が異なり，麻痺や知的機能の低下を伴うことがある。記憶障害は比較的軽度だが思考や判断力，実行機能の障害がある。また，比較的人格は保たれており病識もあるが，症状の変動が激しく良い時と悪い時がはっきりとしており「まだら認知症」の性質がある。感情の調節障害があり，感情失禁，易怒性，易刺激性，衝動性などが出現し，病前性格の先鋭化も生じる。

　対応方法のポイントとしては，自分本位の独自の態度や言動を示すため，プライドを傷つけず個別に対応する。また，自己主張が強く感情的で行動化しやすく，訴えや要求を執拗にくり返すことがあるため，1対1で対応し，ゆっくりと落ち着いた態度で支持的援助を行い，安心でき頼れる（依存できる）信頼関係を築くことが必要である。麻痺などの運動障害に対しては介助を行い，記憶障害が軽度であるため日常生活や作業などの手順は保持されているため，脳機能リハビリテーションが有効で，自分で出きることを少しずつ増やし自信や役割をもたせることが大切である。

● レビー小体型認知症（DLB）

　初老期，老年期に発症し，初期には記憶障害が目立たないことがあり，生々しい具体性をおびた幻視があるのが特徴。幻視に随伴した妄想もある。また，パーキンソニズムの出現や一過性の意識障害（昏迷），くり返す転倒や失神，レム睡眠期の行動異常などもみられる。

　対応方法のポイントとして，幻視やそれに随伴した妄想に対しては否定や訂正をせず受け止めた対応をする。幻視は薄暗い現場で生じるため，部屋の明るさを保つことが効果的である。情緒面や感性は保たれていることが多く，音楽や芸術

を用いたかかわりが有効である．言語的理解は保たれているが，言語的表現の障害が生じやすいため，相手の言いたいことを代弁し明確化するような対応をする．また，パーキンソン症状（歩行）や転倒・失神に注意し，危険物の除去や環境調整が必要になる．抗精神病薬に対して過敏であることも留意しておく必要がある．

●前頭側頭葉型認知症（FTD）

　前頭葉・側頭葉の萎縮が強く，脱抑制（反社会的行動），常同行動（同じ動作をくり返す），自発性の低下（怠惰，無為），疎通性不良，思考怠惰などがあり人格が変わったように見える．初期には明らかな記憶障害や見当識障害などは認められないことがある．言語症状として，言語理解の低下，健忘失語，語義失語が起こる．物の呼称が困難になり，話の内容と関連のない同じ話，語句をくり返したり，他人の言葉や文章を反復する（オウム返し）反響言語が出現する．また，口唇傾向が強く，何でも口に入れたり，多食となったり，異食をすることもある（クリューバー・ビューシー症候群）．

　対応方法のポイントとしては，活動や行動はルーティーン化し，単純で視覚的に理解しやすい内容とし，場所や担当者を決めて行うことが有効である．すぐに立ち去る行為があるが，無理強いせず様子を観察する．また，常同行動のパターンを把握しその行動の流れで入浴や排泄介助を行う．食行動の異常が著明であるため，誤嚥や窒息，異食に注意する必要がある．

（甲斐麻里）

事例　**高齢化した統合失調症患者に認知機能の低下が見えはじめる**

　L氏（男性）は20代で統合失調症を発症し，以降は退院歴がなく慢性期病棟での入院を継続していました．かといって社会的入院ではなく，年に数回の陽性症状増悪，寛解をくり返し，幻聴，妄想など病的体験に基づく行動異常も頻発していました．しかし，寛解期には，その明るく社交的でユーモラスなキャラクターから，患者，職員を問わず皆から好かれる方でした．

　L氏は60代に陽性症状が再燃，増悪したため，隔離による刺激の遮断を行いました．その間，抗精神病薬は増量され，そのため意識は傾眠状態となり，セルフケアレベルはすべて全介助となりました．意識レベルに応じて抗精神病薬の漸減を試

みましたが，そのつど精神症状は増悪し，独語，空笑，易怒性，易刺激性の亢進など多彩な陽性症状が活発化しました。

その後，抗精神病薬の調整により活発化した陽性症状は寛快に向かいました。私を含め，看護者は，これでセルフケアも改善し元の生活状態に戻っていくだろうと予測しました。

L氏の状態への違和感

当時プライマリーナースであった私は，L氏の行動，言動にこれまでのL氏と少し異なる違和感を覚えました。それまでのL氏はいつもきれいに身だしなみを整え，虫歯が1本もないのが自慢でした。誰と話すのもていねいに敬語で話され，身の回りの片づけも自発的に行う方でした。しかし，回復後のL氏は，歯磨きや髭そりなどの身だしなみを整えようとしなくなり，話し言葉も敬語ではなくなり，自発的な行動が見られなくなりました。

L氏はその後約1年間で不統合思考，場に合わない思考と感情や行動，自己能力の評価ミス，語彙捜索，認知機能障害などの解体症状，身体機能障害ともに急激な進行が見られました。精神症状は無為自閉傾向が強くなり，陰性症状がより強く目立つようになりました。また，行動面では自分の欲求がかなえられるまで訴えつづける偏執的，強迫的行動や他患の持ち物を物色する，目に付いた食物を手あたり次第に食べるような脱抑制と社会的規範の欠落による行動異常や，情動障害によるほかの患者とのトラブルが絶えなくなりました。

「本来のセルフケアレベル」を目標にしたかかわり

私はL氏のこれらの行動に関して，陽性症状の再燃により一時的にセルフケアレベルが下がったことが原因だとアセスメントしました。そこで几帳面できれい好き，社交的なL氏本来の状態に戻ることができると仮定し，看護を実施しました。

「本来のセルフケアレベル」を目標にL氏に対し以前できていた行動，たとえば髭そりや歯磨き，部屋の掃除などを促しました。L氏は「できないからしてほしい。どうしたらいいかわからない」と訴え，自分では行おうとしませんでした。私はもともとできていた行動だから，きっとできるようになるはずと思い，促しを続けました。

L氏は次第に促されること自体に拒否，抵抗を示すようになり，そんなL氏とのかかわりに私自身も苦痛を感じるようになり，陰性感情を抱くようになりました。「できるのに，わざとできないふりをしている」「甘えている」など私の主観による一方的なアセスメントにより看護を行っていました。

その後Lさんは陽性症状と陰性症状の増悪，解体症状の急激な進行，身体機能障害の悪化をくり返しながら3年後，肺炎のため永眠されました。

★

この症例から高齢化した統合失調症患者の特異性と，看護のあり方について考えました。

　高齢化した統合失調症と認知症の臨床症状での相違は，認知症は記憶障害，認知機能障害に関する生活障害，心理行動の異常が主体ですが，高齢化した統合失調症は自発性の減退など陰性症状の悪化，不統合思考，場に合わない思考と感情や行動，自己能力の評価ミス，語彙捜索，認知機能障害などの解体症状解体症状が主体であり，記憶障害は認知症ほど顕著でない症例が多いといわれます。しかし社会的，日常的生活技能の減退は同様に生じるため，両者とも看護介入は直接的生活介護が中心となります。

　L氏の場合，当初認知症の合併も考えられましたが，自発性の低下を伴う陰性症状の悪化，思考障害によるコミュニケーション障害など解体症状の進行が主体であり，看護者の名前や，日課に伴う時間の認知など見当識は保たれていたため，認知症の合併ではなく，統合失調症患者の高齢化した症例であると判断できます。

　「統合失調症は発症時より認知機能障害があり，再燃と寛解をくり返すたびに認知機能が低下する」といわれています。統合失調症末期は認知症と類似しますが区別する点は，認知症における認知機能は主に記憶，実行機能，見当識を示します。統合失調症末期では陰性症状と解体症状，日常生活技能の遅延・退化などの人格荒廃になります。L氏は破瓜型統合失調症で，思春期に発症後，年数回の再燃をくり返し，そのつど認知機能障害が進行していたものと考えます。L氏の状態像の転機となった陽性症状の再燃時，同様に認知機能の低下が進んだと考えれば，その後のL氏の行動，言動の異常については理解できます。つまり，これまで日常生活に支障のない程度であった認知機能低下が，この時点を境に日常生活に支障が出るほどの認知機能低下に至ったと考えられます。

L氏の認知機能障害の進行が意味するもの

　精神科看護者はセルフケアの維持，向上を看護目標とします。私もL氏のプライマリーナースとして，L氏が「本来のセルフケアレベル」に戻ることを目標としました。しかしこの目標設定自体が，患者の状態像と合致していなかったのです。L氏は認知機能障害の進行により「本来のセルフケアレベル」に回復する能力すら障害されていたからです。患者の能力を超えた目標設定は，患者にとって過度のストレスとなります。「統合失調症患者の認知機能は精神症状の再燃をくり返すたびに低下する。高齢化した統合失調症では認知機能の低下が，日常生活に影響するほど進行している場合もある」という知見をもち看護を行うことがL氏の症例では必要であったと考えます。

　高齢化した統合失調症患者への看護は「以前できていたからできるはず」という思い込みをもたず，精神機能，身体機能ともに衰退の過程にあることを理解すること，認知機能障害，身体機能の評価を適切に行い，必要な看護援助を出し惜しみな

く，的確に行うことが重要です。

　高齢化した統合失調症患者は人口の高齢化率と比例し，今後増加の傾向にあります。どの精神科病院でも何人かの高齢化した統合失調症患者が入院されていることと思います。主に慢性期病棟や，介護療養型病棟，認知症治療病棟などに入院されていますが，どの領域の病棟であってもその数の少なさから，疾患を十分理解し個別性のある看護が提供できているとはいい難い現状ではないでしょうか。若青年期発症の精神疾患患者とは目標も看護の質も異なり，また認知症患者とも看護の質が異なるため，現場が混乱していることも事実だと思います。また本来は介護サービスの対象となる年齢であるにもかかわらず，適切なサービスを受けることができないため社会的入院を継続する場合もあります。あまり議論されなかったケースではあるのですが，高齢化した統合失調症患者の介護福祉サービスについて，今後検討されることを期待します。

（南　敦司）

―――――――――――― 事例のポイント ――――――――――――
- 統合失調症は発症時より認知機能障害があり，再燃，寛解をくり返すごとに認知機能障害は進む。
- 高齢化した統合失調症は，陰性症状と解体症状，日常生活技能の遅延・退化などの人格荒廃に至る。
- 看護者は高齢化統合失調症患者の特異性を十分理解し，患者の認知機能，身体機能の状況に応じた適切なケアを提供する必要がある。

3 臨床看護
4 発達障害の看護

● **基本的考え方**

　発達障害者支援法は，法の対象を「自閉症，アスペルガー症候群その他の広汎性発達障害，学習障害，注意欠陥／多動性障害その他これに類する脳機能の障害であってその症状が通常低年齢において発現するもの」と規定している。これらの発達障害の中で精神科医療の対象となることが多いのは，広汎性発達障害と注意欠陥／多動性障害である。

　広汎性発達障害に含まれる自閉性障害の知的水準は，知的障害を伴わない場合から重度の精神遅滞を伴う場合までとさまざまである（自閉症スペクトラム）。成人の広汎性発達障害では，気分障害や統合失調症様症状の併存，パーソナリティ障害やPTSDとの鑑別等が問題となっている。診断には乳幼児期，学童期の精神的発達の状態をていねいに情報収集し，検討する必要がある。軽度発達障害という観点からの検討も必要である。

　発達障害をもつ人は，社会性の障害やコミュニケーション障害，こだわりなどから対人関係がこじれ，虐待やいじめにあうことが多い。これらが原因となった二次的「症状」が加わり，生きづらさが増していく。

　各都道府県に発達障害者支援センターが設置され，就労支援等の取り組みがなされている。小・中高等学校では特別支援教育が実施されていて，発達障害もその対象である。

①基本的障害

　自閉性障害を中心とする発達障害は，「社会的相互交渉の障害」「コミュニケーションの障害」「想像力の障害」（ウィングの3つ組の障害）があるかどうかの検討が診断に役立つ。これら以外の行動上の特徴として常同運動，ぎこちない歩行，奇妙な姿勢，模倣運動の遅れなどがある。音への鈍感さと過敏さ，暗いところで行動できるなど特異な視覚刺激への反応，痛みに鈍感，触覚刺激への嫌悪や過剰反応，空腹の自覚に乏しい，多飲水など身体感覚にも多様な偏りがみられることもある。しかし，これらは年齢とともに目立たなくなることが多い。
●社会的相互交渉の障害：他人がいないかの如く行動する。言われたことは引き受けるが，積極的に他者と交流しない。積極的に他者に接近するが，相手の反応に注意を払わない。過度に礼儀正しく振る舞い，柔軟な対応ができない。これらは，他者の考えていることや感じていることへの理解がないことから起こる。
●コミュニケーションの障害：話し言葉の使用，理解の発達に障害があり，まったく話さない場合もある。自己－他者の転倒した言い回し，他者と共有できない意味づけでの言葉の使用，杓子定規な話し言葉など独特の言葉の使い方をする。言葉を字づら通り受け取る，冗談が通じない。ジェスチャーや表情などのノンバーバルなコミュニケーションに困難さを抱える。
●想像力の障害：ごっこ遊び，おもちゃを何かに見立てた遊びができない。他人の感情を理解する，喜びや悲しみを分かち合うことが困難。過去の経験を将来の計画に活かす能力が育ちにくい。反復した常同的動作を好むのは，想像力に障害があるからである。日常の決まりごとに固執し，特定のモノ，テレビ番組，音楽，数字等に愛着を示す。同じものを食べつづけるなど変化に抵抗することもある。

②かかわりの留意点

　発達障がい者は，あいまいさが苦手である。伝える場合，言葉だけでなく，書く，図にして示すなどを必要とする。見たり触ったりできず，具体的な実態として示されない時間や空間に対応するのは困難なのである。時の流れを目に見える

形にするために予定表をつくることが必要である。また，空間についての認知も困難さをもっている。自身の体についても，見ることができないと「ないもの」と思い込むことがある。空間的な他人の領域と自分の領域の微妙な境界についての理解が困難なこともある。混乱させないように，いろいろな方法で境界や人間・物・出来事の関係などについて理解を促さなければならない。

　変転とする状況に適応するのは困難なので，できるだけ予期できない事態にならないことが必要である。安定した環境，習慣が用意されなければならない。

　騒音，照明その他，入浴，肌ざわりのよくない衣類，履物，あるいは動物などが過剰なおびえの対象となることがある。その場合には，弱い刺激から段階的に慣れていくプログラムを設定することが有効である。ルーチン化した日常生活を変えるときには，事前に何が起きるか理解できる方法で説明する。本人の常同反復的な行動を変えようと働きかけるときも同様である。急激な変化を避け可能な限り段階的な変更であることが望ましい。常同運動を完全に止めさせることは不可能である。

　暴力行為に及んだ場合など不適切な行動には，一貫した態度で対処することで，このような行動を少なくすることができる。また，どのような状況で攻撃的行動や自傷が起きるか記録を取り分析することで，その行動の意味，機能などを見極めることができることがある。怒る，金切り声をあげるなど不適切な行動を止めさせようとして物を与えると，言葉でうまく要求を伝えられないだけに，欲しいものを手に入れるためその行動を繰り返すことになる。物を与えることが不適切な行動を強化する報酬となるのである。このような事態に陥らないよう，報酬効果を期待した対応をする場合には，報酬を与えるタイミングに注意する。

　生活技能を修得させる際には，失敗によって自信をなくしたり，混乱しないよう，課題は小さなステップに分け，成功体験を積ませる。親や教師などの障害を理解しない不適切なかかわりは心理的虐待体験となる可能性がある。トラウマ体験となる虐待やいじめに早く気づき，安全感，安心感，信頼感が回復するような対応を心がける。自己肯定感を育み自尊感情を保てることが重要である。

　対人関係の困難さから孤立しがちなので，地域での支援活動，親の会の活動など同じ障害をもつ仲間との出会いの場が必要である。障害に対する理解がある，能力を発揮できる職場の開拓もなされなければならない。

Advance

TEACCHプログラムとは何か

　TEACCHとは，「Treatment and Education of Autistic related Communication handicapped Children」の略で，アメリカのノースカロライナ州立大学を基盤にしたノースカロライナ州の自閉症の人とその家族，その方たちの支援者（教師や雇用主など），支援者をめざす専門家を対象にした包括プログラムのことを指す。TEACCHは1966～72年にエリック・ショプラー（E.Schopler）らが行っていた自閉症の研究プロジェクトに端を発し，開発されたプログラムある。TEACCHの目的は自閉症の人が社会の中で自分らしく生活でき，できるだけ自立した行動ができるように支援することである。対象者はアスペルガー障害や高機能自閉症を含む自閉症であり，ほかの発達障害の人は支援しないのが原則となっている。

　TEACCH にはいくつかの理念（哲学，原則といってもよい）がある。理論ではなく子どもの観察から自閉症の特徴を理解する，保護者と専門家が協力する，目標は子どもが自分らしく地域社会の中で生きていくこと，1人1人の特性を知るために正確な評価を行う（個別化を重視する），構造化された指導法の利用，認知理論と行動理論を重視する，子どものスキルを伸ばすと同時に弱点を正確に受けとめる，専門家はスペシャリストであると同時にジェネラリストであることも必要，生涯にわたって支援すること，などである。

　TEACCH の中で耳にする「構造化」とは，個々の子どもの自閉症特性を理解したうえで，その子どもが理解しやすい環境を設定するための工夫である。自閉症の人は聴覚よりも視覚での理解のほうが優れていることが多いため，視覚支援が多用されている。「構造化」には，物理的構造化，スケジュール，ワークシステム，タスク・オーガナイゼーションがある。物理的構造化とは，生活や学習などの環境・空間を整え，視覚的に理解しやすいようにすることで，スケジュールとは，1日の流れや活動の流れを，カードなどを用いて提示すること。これらを行うことで，自閉症の人は不安や混乱を避け，安心して活動できる。ワークシステムとは，どのような課題や活動を，どのくらいの時間，どのくらいの量をするのか，いつ終わるのかといった，課題の意味や手順，量を理解し，1人で自立して学習や作業が行えるようにするための方法である。タスク・オーガナイゼショ

ンとは1つ1つ課題のやり方を理解しやすいように示す方策で，例えばクッキーの作り方を写真や絵，文字を使ってわかりやすく示す，いわば手順書・説明書のようなものである。

　TEACCHでは，これらを用いて，コミュニケーションの支援，身辺処理などの基本的な日常生活行動や基本的な学習，就労・仕事のための支援，余暇活動・社会活動に関する支援などを行う。

（岡部英子）

事例　発達障害M君とのかかわりを通して

　小学6年生のM君は，不登校，暴力行為のため，入院してきました。M君は友達とトラブルになることが多く，勉強も段々ついていけなくなり，小学6年生の時に不登校となりました。学校では授業中に突然大声を出したり，教室を飛び出したりすることがありました。不登校となってからは家で何かあると暴れることがあり，両親や妹も疲れていました。

入院中のM君の様子－「買える」と「替える」

　M君は入院後，病棟スケジュールを説明するとすぐに理解できました。最初は特に目立った行動はなく，他児が病棟ルールを守らないと，「なぜ守らないのか」と怒ったように話しました。逆に，自分が遊びに夢中になるとルールを守らないこともあり，注意されると「みんなも守っていないから，僕も守らなくていい」と，状況を読み取れず，病棟ルールと遊びのルールを区別できませんでした。さらに小さな子どもの甲高い声を嫌がることもありました。まだこの時点では広汎性発達障害と判断できませんでしたが，可能性はあると感じ，行動観察を行うようにしました。

　病棟生活に慣れてくると，他児と遊ぼうとするのですが，他児が「Mは自分の思い通りにしかしない」と避けている様子がみられました。また，病棟では共有のおもちゃや本などがあり，週に1回，出してほしい物を皆で話しあい，入れ替えることができました。M君は『かえることができる』と聞き，病棟にはないおもちゃを希望しました。それはできないと他児やスタッフが説明しましたが，「かえるって言った」と言って譲らず，最後にはスタッフに「嘘つき」と怒って暴れてしまいました。私はそのエピソードを聞き，本人なりに何か理由があるのだと思い，「M君もしんどかったと思うけど，どうしたの？」とその時の話を聞きました。すると，スタッフが『替える』と言った言葉を，M君は『買える』ととらえ，ほしいおもちゃを言ったことがわかりました。そこで，M君に紙に2つの『かえる』を書き，スタッフは『交換できる』という意味で『替える』と言ったが，M君は『買うことが

できる』という意味の「買える」と思ってしまったこと，M君が悪いわけではないが，言葉には同じ読み方で違う意味があることを説明しました。すると「そうだったんだ」と納得しました。

　また，M君は特定の音や痛みに敏感で，特に採血や注射が苦手でした。これまで外来などで採血や注射があると聞くと暴れ，落ち着くためにM君がほしいものがもらえ，さらに中止されていました。入院後も，採血があるからとスタッフが訪室して説明すると突然，「聞いてない，嫌だ」と暴れはじめました。「必要なことなのでさせてほしい」と説明しましたが，落ち着かないため，落ち着くまで待つことにしました。30分ほど1人で過ごすと落ち着きました。そこで事前の説明をせずに行おうとしたことを謝罪したうえで，必要なことなので採血したいと説明すると，「痛いのは嫌い。でも，前もって話してくれたら心の準備もできるかもしれない。突然言われたらパニックになる」と話しました。そこで，その日は中止し，翌日採血することで約束し，さらに採血ができれば家族に伝えて食べたいおやつを持参してもらうことにしました。

M君の特徴を理解しかかわる

　これらのエピソードからM君は広汎性発達障害にほぼ違いないと思いました。その後，心理検査が実施され，これまでの病棟での様子も踏まえ，A君は広汎性発達障害と診断されました。

　そこで，M君はこれまで自分ではどうすることもできずに1人で苦しんでいたのだと思い，M君に「これから友達と過ごしたり，学校で勉強できるようになったり，いまよりも楽に生活できるようにお手伝いがしたい」と伝え，学校でのことやこれまでに困ったことがなかったか聞いていくことにしました。するとM君は，突然いつもと違うことが起こったり，授業についていけなかったりするとパニックになり，特に自分が苦手なことだと暴れてしまうこと，前もって説明されると安心できると話しました。また，おもちゃの件では，なぜみんなが自分を間違っていると言ったのか理解できなかったこと，学校でも友だちが言っていることが理解できず，「なぜそんなことを言っているのだろう」と思うことがあったこと，友達と遊びたいと思って遊ぼうとするけど，自分の思うようにすると遊んでくれなくなったことも話し，状況や相手の表情などを読み取ることが苦手なことがわかりました。

　勉強では文章題や物語などの読み取りが苦手で，ノートへの書きとりも遅いことなどが明らかになりました。さらに，嫌なことには暴れることで避けることを覚え，落ち着くために両親からいろいろと好きなものをもらっていたこともわかりました。

　私はこれまでのエピソードや，M君から聞いた話を踏まえ，M君が障害のためにつらい体験をしてきたことをまずは受け止めました。そして，M君が安心して生活できるように，カレンダーや週間・1日のスケジュール表を作成し，予定に変更があるときや，苦手なことがあるときは少しでも早くM君に伝えるようにし，カレン

ダーに書きこむようにしました。嫌な音や苦手なことなどでイライラした時には静かな部屋で過ごすと落ち着き，パニックや暴れたりせずにすむことや，暴れると自分もまわりの人もつらいことをわかりやすく，絵を用いたりして説明しました。暴れてしまった時もクールダウンの部屋を用意し，そこで落ち着くまで過ごしてもらうようにしました。そして，暴れた時に好きなものを渡すのではなく，イライラしても暴れずに過ごせたときにご褒美がもらえるようにしました。さらに，苦手なことができたときは十分に褒めるようにしました。友達との付きあい方や状況の読み取りについては絵や文字で説明したり，ソーシャルストーリーを用いて説明するなどしました。

　一方で，家族にはM君の特徴やかかわり方を説明し，家でできることを一緒に考えたり，親の会などの情報を提供しました。また，院内学級の先生たちとも連携してかかわり方を統一し，学習に関しては理解できているところから再度始め，少しずつできない問題に取り組んでいけるようにし，ノートの書きとりも必要な部分のみ書けるように提示してもらうようにしました。その結果，M君は少しずつ落ち着いて過ごせることが多くなり，M君も家族も以前より表情が穏やかになりました。

　M君とのかかわりを通して，発達障害の方のさまざまな場面の様子・行動を観察することや，患者の目線で理解していくことの大切さを実感しました。

（岡部英子）

―――――――――――― 事例のポイント ――――――――――――

- 混乱や不安が生じないようスケジュール表を作成し，突然の予定の変更や苦手なことはあらかじめ提示する。
- 友達との付きあい方や状況の読み取りを含め，何らかの説明には絵や文字などを使ってわかりやすく行う。
- イライラした時やパニックなどの時は静かな部屋で過ごすようにし，暴れず落ち着けた時にご褒美をもらうことで，自分で落ち着く方法を習得してもらう。

参考文献

Advance

1）内山登起夫：本当のTEACCH－自分が自分であるために．学習研究社，2006．
2）佐々木正美：自閉症児のためのTEACCHハンドブック　改訂新版　自閉症療育ハンドブック，学習研究社．2008．

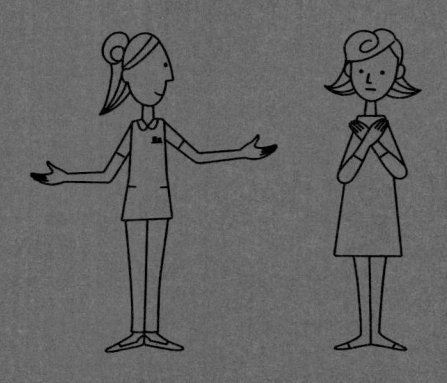

4 地域生活における看護

4 地域生活における看護
1 精神科外来看護

● **基本的考え方**

　精神障がい者の自立や社会参加のための医療・福祉システムが整備されつつあるが，外来における治療・看護は，地域精神医療システムの中核に位置し，重要な役割をもっている。外来の看護者は，精神，身体状態，そして，生活上の困難さや困りごとを把握してその個人のニーズに対応した支援を展開しなければならない。そのためには，患者個々とのコミュニケーションを密にして信頼関係をつくる必要がある。個々のニーズに沿った支援を行うためには，家族や地域の支援者との連携，院内の精神保健福祉士など他職種，入院時の受け持ち看護師や訪問看護師とも連携し，多様な事態に迅速に対処できる体制づくりが必要である。

①初診の患者への看護―不安の緩和と信頼関係の構築

　強い不安・緊張状態にある患者や，付き添ってこられる家族に安心感を与えることのできる，穏やかな対応やていねいな声かけが求められる。初診時の対応は，その後の受療行動に影響を及ぼすことを忘れてはならない。

②外来受診時の看護

　外来受診による治療の継続は，地域生活支援の重要なポイントである。看護者は，患者が緊張することなく安心して診察を受けられるように声をかけ，ゆとりをもって患者の話を聞く姿勢をもたなければならない。看護者は，血圧測定や体

重測定を行いながら睡眠，食欲，便秘などの身体状態について話を聞く。また，内服状況，副作用の有無についても把握しなければならない。これらの情報収集を医師の診察の前に行い，医師へ情報提供する。

生活上の困りごとなども聴取して，必要時は精神保健福祉士などの援助が適切になされるよう配慮する。診察が終了すれば，医師からの説明をどう理解したか確認し，必要ならば再度わかりやすく説明し，質問を受けることも必要である。

③入院への窓口としての外来看護

受診した患者が入院となった場合，患者，家族の入院への不安を緩和できるよう，ていねいな対応が必要であり，入院手続きなどについても入院病棟と連携してオリエンテーションを行う。精神保健福祉士など関係者との連絡・調整が必要となることもある。作成しなければならない書類も多数にのぼることがあるので，スムーズに入院できるよう関係職種が役割を分担する必要もある。

④外来相談

ケースによっては外来通院中の患者・家族の不安や困りごとについて，精神保健福祉士や心理士，担当看護師による相談体制をつくる必要もある。電話相談を担当する看護師を配置して，相談者が自ら問題解決できるようサポートする体制を整えることができれば，地域生活への支援が充実する。電話相談の人員確保が困難な場合は，精神保健福祉士や病棟看護師などとの連携も必要となる。

⑤危機的状態にある人たちの看護

患者は他者との交流を断ってひきこもってしまうこともあるし，服薬中断をしてしまうことも少なくない。外来受診状況を把握し，治療中断につながるような状況の場合は，電話連絡をしてみるなど，関係が途切れないように心がける。受診時に服装や表情，会話から再発の危機が感じられる場合は，早急に医師の診察が受けられるように配慮する。

Advance

初診の患者に対する外来看護師の観察とアセスメントのポイント

● 来院時

　精神科外来には患者本人の意思で受診したいと来院される場合と，家族に説得されてくる場合，そして家族に精神科への受診と説明されず来院する場合，さらに保健所や警察，救急隊からの依頼で受診する場合がある。まず，患者が単身での来院か，家族の付き添いでの受診なのか，公的機関の職員が同伴しているのかについて観察し，そこから患者の意思での受診行動なのかを判断する。

　また，受付担当の事務職員から得られた「病院受付で受診申し込み用紙の記載を患者がしたのか」あるいは「家族が記載したのか」という情報は，患者本人の意思による受診の有無の判断の1つの材料となる。記載時の患者の状態などについても確認を行い情報を得る。このとき，事務職員に受診目的を話す患者や家族もいるので，その内容についても確認を行う。その後，事務職員に案内されて，病院受付から外来受付まで移動した時の患者の歩行状況や落ち着きの有無，表情などを観察し，さらに家族との会話の様子，家族の表情などの観察を行う。

● 外来待合室

　外来受付に来られた際に，外来看護師は患者や家族にあいさつをしながら，初めに患者が診察を受ける初診担当医師名やおおよその診察時間，また待ち時間の状況について，さらに病院内のトイレや売店などの場所の説明を行う。このとき，外来看護師は患者や家族と目線を合わせて，できるだけゆっくりとていねいに話すようにし，患者や家族から話しかけやすく安心感をもってもらえるような説明を行う。そして問診表の説明と記載を促しながら，「外来看護師の声かけに対して患者がどんな表情をするのか」「看護師のほうを見るか」さらに「看護師の声を聞くことができるか」また「問診表の質問事項の意味が理解できるか」「問診表に対する関心はどうか」「精神病症状に行動を左右されていないか」「字を書くときに手のしびれやふるえはないか」などの点について観察する。そして問診表は，患者が記載するのか家族が記載するのかを確認し，家族が記載するのであればその記載した家族が患者にとってのキーパーソンである可能性もあるた

め，患者との家族関係の確認を行う。患者もしくは家族が問診表の記載が困難な場合は，看護師が問診内容を聴取しながら記載を行う。

次に，問診表の記載内容を確認する。初めに患者自身の精神科受診の意思の有無を聞き，今回の受診の目的や患者の症状の確認を行う。この時点で精神障害者保健福祉手帳や年金などの書類作成の目的の場合は書類内容を確認し，精神保健福祉士の介入が必要な場合は調整を行い，精神保健福祉士より説明を行う。さらに他の病院での受診について，「ほかの精神科病院やメンタルクリニックなどの受診歴があるのか」「現在通院している病院はあるのか」などについて確認する。もし通院しているのであれば，通院先の病院からの診療情報提供書や紹介状の持参の有無を聞き，患者や家族の転医目的を確認する。また他病院からの診療情報提供書を持参していない場合は，現在，内服している薬物の内容がわかる「お薬手帳」などを確認する。さらに，他科の病院での治療を受けているかなどの情報も得て，身体的症状の観察を行う。その場合，患者の歩行状況に応じて，車椅子やストレッチャーなどを使用し，患者が安全に移動できるように準備を行い，移送時には援助することを家族へ説明する。

●患者が受診を拒否している場合

患者が受診を拒否している場合は，家族の不安や思いを聞きながら，今回の受診行動の経緯に添って，患者の病識や治療に対して不信感の有無などを確認する。また家族が患者に精神科受診について本人に説明をしていない場合，家族からあらかじめどのように患者に説明して来院することになったのかを聞き，家族の意向を確認する。家族の意向として，患者が受診する前に家族が先に医師と話したいなどの希望があれば，その希望に添うように調整を行う。また受診を拒否して，病院や診察室へ入ることが難しい患者の場合は，誘導の方法を家族と相談し，担当医師と調整を行う。拒否が強く，暴力行為や抵抗などが強いと考えられる患者の場合は，複数のスタッフで対応するなど，患者を安全に誘導できるよう配慮する。また，次回の通院の際にはどのように病院へ誘導してくるかなどの対応方法について家族へ説明を行う。そして誘導時には，患者にとって病院が治療を受けることのできる安全な場所であることを説明しながら，看護師の話しかけを聞くことができるか，易怒性や易刺激性の有無はどうかなど，患者の反応を観

察し，診察室へ誘導する。

● 緊急性がある場合

　自傷他害の恐れがあるときは，救急隊や警察，保健所が介入しての来院となる。来院前に搬送してくる公的機関より情報を得て，診察室の準備を行う。自傷行為がある場合は，身体症状を確認しながら意識レベルやバイタルサインチェックを行う。測定中に患者に対して，病院へ到着したことや治療をいまから受けることなどを話しかける。また，他害の恐れがある患者に対しては，精神症状，興奮の有無，易怒性や易刺激性の有無，落ち着きのなさなどを観察する。そしてスムーズに診察が受けられるよう準備する。患者への対応と同時に緊急搬送された患者の家族に対して，患者の状況や診察状況を説明し，家族の不安や思いを傾聴する。

● 診察終了後

　診察後には，会計や調剤薬局などの説明を患者や家族へ行い，そのときに患者や家族の表情や言動の変化を観察する。そして患者や家族に診察でわからなかったことや，不安なことはないかを確認し，なければ，帰宅後に不安なことがあれば電話で相談を受けることや，次回の診察予約についての説明も行う。初診の患者やその家族は精神科病院での初めての診察であるため，患者や家族とかかわる外来看護師は，患者や家族のもつ不安や緊張を考慮し，患者や家族の目線に合わせ，ゆっくりとした口調で説明やコミュニケーションを図ることが必要となる。

（福田晶子）

事例　治療中断の恐れのある患者への外来での対応

　N氏は統合失調症の60代の女性です。30代で発症し，短期間の入院歴はありますが，現在は陰性症状が強く，人格水準もやや低下し無為自閉的ですが，単身で自宅にて生活をしています。N氏は約30分かけて自転車で病院まで来るため，天候に左右された通院状況であり，定期的な通院が困難でした。さらにN氏自身の病識は乏しく，抗精神病薬を定期的に服薬できず，怠薬すると不安感の増強や確認行動などの多動といった症状が出ていました。

服薬については，診察時に主治医から「薬はちゃんと飲まないといけないよ」と服薬を促されると，診察の場では「はいはい。わかってます」と返事をしますが，後日，訪問看護師が自宅へ訪問すると定期薬が服用されておらず，残っている状態でした。

定期的な通院に向けて
　N氏の病識の乏しさや不確実な定期薬の服用状況から，主治医より持効性抗精神病薬25mgの筋肉注射による投与が検討され，N氏にも説明がありましたが，N氏は「注射痛いなぁ。毎日，来るの？　よう来やんわ」という返事があり，2週間に1度の通院が理解できませんでした。そのため，主治医と担当のO訪問看護師，外来看護師で調整を行い，定期的な通院ができるまで，O訪問看護師による受診介助を行い，持効性抗精神病薬25mgの筋肉注射での治療が開始しました。注射施行時は「注射痛いなぁ。いややなぁ」とN氏は話しましたが，そのたびに「来てくれて，ありがとう。注射は大切だから，次は2週間後の○○日に来てくださいね」と話しかけ，通院を促していました。またその来院時に，N氏の全身状態や衣類のこと，食事のことなど，日常生活の状況などの会話を増やし，N氏に私が外来の看護師であるということを認識してもらえるようかかわっていきました。持効性抗精神病薬25mgの投与が行われて半年ほど経過してから，確実に抗精神病薬が投与されることで精神状態は安定していました。
　しかし，訪問看護師による受診介助があるから2週間に1度の通院が確保されており，N氏自身が自分で治療を受けるために通院の必要があるということを認識するために，主治医と訪問看護師，外来看護師の私でN氏が自分で通院できるように援助方法を再度検討しました。その結果，診察予約日の前日に訪問の予定を入れ，訪問看護師より「明日，受診だから，病院に行ってくださいね。注射があるからね」と受診を促しました。さらに私が診察予約日の朝に，N氏に電話で「Nさん，今日は診察日ですから，病院まで気をつけて来てくださいね」と受診を促しましたが，訪問の受診介助から単身での受診へ移行している時期は来院しないこともあり，そのたびに訪問看護師が数回受診介助に行くという状況が1か月程度続きました。
　それでも来院時に私は「良かった。来てくれて。Nさんが来てくれるのを待ってたんですよ。痛いのに注射しに来てくれてありがとう」とN氏が受診にきて安心できるように，N氏に声をかけていました。また，他の外来スタッフも同じようにN氏に声をかけてくれることで，N氏の表情も明るく笑顔が多くなり，N氏から「今日は，納豆食べてきたん」「自転車は暑いなぁ」と話してくれるようになりました。

チームで援助をつなぎあわせ外来での治療環境を整える
　単身で自転車での通院ができるようになりましたが，現在でも診察予約日の前日もしくは前々日に訪問看護を受け，訪問看護師より受診を促されており，診察予約

日の朝に私から受診の促しの電話での援助を継続しています。朝9時に1度目の電話を行うと，N氏は「わかった。行く。行く」と返事をしてくれ，1度の電話で来てくれるときもありますが，1時間経過しても来院しないときは，再度N氏に電話をしています。そのときは「Nさん，まだ家でしたか？ 今日は受診ですから，病院に来てくださいね。待ってますよ」と受診を促すとN氏は笑いながら，「行きますよ。はいはい」と言って，1時間後くらいに笑いながら受診に来られます。でもそんなときでも私は「良かった。来てくれましたね。ありがとう。待ってたんですよ」という声かけを行います。そして私は受診に来たことや電話での促しの内容，来院時の状態などを，訪問看護師にも報告し，訪問看護師からも訪問時にN氏が受診に行けたことや，N氏ががんばっていることなどを認めてもらうように援助を継続していきました。

またN氏は自転車での通院のために天候にも注意し，台風や大雨のときは，主治医と相談し受診日を1～2日遅らせるなどの調整を行いました。そしてN氏に「今日は雨がひどいから，今度○○日に来てくださいね。また○○日の朝に電話しますね」と連絡をしています。そうするとN氏も「今日は行かなくてもええの？ ええの？ そしたら○○日に行ったらええんやな。○○日やな。わかった。ありがとう」と受診日を変更してもらえることに安心していました。

このようにN氏が外来で薬物治療を継続していくために，N氏自身を取り囲む生活状況を把握し，その状況を踏まえたうえでどのように通院してもらうかを，N氏にかかわる主治医・訪問看護師と調整・連携を図りながら，段階的に単身での受診につなげることができました。さらに変化に弱いN氏の不安感を増強させないために，電話は同一看護師が行い，また受診時には来院してくれたことに対して，安心感を与えるように会話の時間を多くもつように心がけました。これらのことから，N氏自身は持効性抗精神病薬25mgの筋肉注射による投与については，「痛いなぁ。注射しないといけないの？」と話しますが，この注射がN氏にとって大切な治療になっているという説明をくり返すことで，「次も来たら，注射やな」と治療としての注射を受け入れるようになりました。

外来で患者の治療継続を支えるには，患者の精神状態だけでなく，患者のもつ全体像や生活環境などを把握し，その状況に合わせた援助方法を，患者を支えるチームとして検討していくことが重要であることがN氏の援助を通して実感できました。そして，チームとして援助をつなぎあわせ，患者が安心できる外来での治療環境を整えることの必要性も理解することができたと思います。

（福田晶子）

・・・・・・・・・・・・・・・・・・・・事例のポイント・・・・・・・・・・・・・・・・・・・・
- 対象者の生活状況をチームで把握したうえで，通院への促しを行う。
- 変化に弱い患者への連絡は同じ看護師が行い，受診時は可能な限り会話の機会をもつ。
- 外来診察日という限られた時間の中で薬物治療の重要性を伝える工夫をする。

4 地域生活における看護
2 精神科訪問看護

● 基本的考え方

　精神科訪問看護は，地域で生活する精神障がい者をサポートする制度の1つとして，医療保険，介護保険などに位置づけられている。訪問看護を担っているのは，病院の地域外来部門，訪問看護ステーション，保健所，市町村などである。入院中の退院前訪問看護も地域移行を前提としており，訪問看護の1つの類型といえる。精神科訪問看護の患者は「ひきこもり」傾向の強い精神障がい者，単身生活者，積極的な援助の提供がなければ社会的なトラブルを引き起こしたり，入退院の繰り返しとなりやすい者などを含め，生活の場における援助を必要としている精神障がい者全般である。訪問を拒否されることもあるが，原則的に契約を結んだうえでのサービス提供でなければならない。

　訪問看護では，利用者が精神障害をもちながらも地域生活を維持できるよう，生活の中の医療・看護的なニーズに応じた支援を行う。また，家族や周囲の人々，地域，職場などを含む社会環境への働きかけが必要となることもあり，社会資源についての幅広い知識が要求される。

①精神科訪問看護の援助の特徴と実施機関

　入院施設におけるケアよりもさらに利用者が生活の主体であることを重視し，利用者自らの希望に合致し納得するのでなければ行動の変化は起こらないとの視点をもってかかわる。この前提となるのは，利用者との信頼関係を構築することで，本人の希望や思いを表出できるような姿勢をもった援助である。利用者の意

向を確認し，家族や他の職種，地域の関係者との協働のなかで自律した生活，社会活動参加への支援を行う。社会資源の利用に際しての本人，家族の不安などについての相談にも応じる。関係者との情報交換も必要となる。

セルフケアについては，訪問時にアセスメントを行い，日常生活上の問題解決に着目した支援を行う。その際，本人のもっている能力に着目し，援助の起点とする。そして，地域で暮らすために必要とされるセルフケア能力を維持，向上させるための援助を行う。それは，自尊感情（セルフエスティーム）向上へ向けた支援でもある。生活上の変化がストレスとなり，精神症状が悪化することもある。不規則な服薬による精神症状の悪化が生活に現れることもある。精神状態と生活状況との関連に注意し，病状悪化を早期にとらえ，早期介入することで本格的な病状再燃を防止する。また，緊急時の対応についてのマニュアルも必要である。病状悪化に伴う訪問拒否もあるが，慎重に危機状態の程度を判断して無理な介入は避け，次回の訪問につなげる対応をとる。

なお，事前の連絡，了解を得ておくこと，近隣に知られたくないなどの利用者・家族の意向を尊重するなどきめ細やかな配慮が必要とされる。マナーや雰囲気が利用者や家族との信頼関係に大きな影響を及ぼすことを理解しておく。

②実施機関による分類

訪問看護は，実施機関により以下のように分類できる。
- 退院前訪問看護：入院中に地域生活移行後の生活状況をイメージするのに有効。生活環境，地域のサポート体制などを評価して退院へ向けての調整を行う。
- 病棟あるいは病院の外来・地域医療部門からの訪問看護：入院で馴染みの関係となったスタッフが訪問することで安心して相談できるし，病状悪化のサインに早く気づくこともできる。外来・地域医療部門へは入院中に紹介しておく必要がある。
- 訪問看護ステーションからの訪問看護：ケアマネジメントとして医療と福祉両面からの包括的な支援が行いやすい。
- 保健所，市町村の行う訪問看護：主治医や家族からの依頼で受診を促すことや

地域生活支援を目的として行われる訪問指導。行政機関の業務として行われ，費用の負担はない。

③家族ケア

家族もケアの対象者として位置づける。利用者のストレスや自責感情などを理解・尊重し，精神的に安定した状態でいられるようサポートを行うことで，利用者と家族の双方のQOLの向上をはかる。そのためには，家族との信頼・協力関係の構築をはかり，孤独感をもつことがないようなかかわりが必要とされる。

④訪問看護におけるチームアプローチ

地域で暮らす精神障がい者の生活は，衣食住，近隣関係，金銭管理，余暇の過ごし方，仕事，医療とのかかわりなど，多様な要素で成り立っている。これらのすべてに訪問看護のみで対処するのは不可能である。利用者や家族のQOL向上にはニーズに応じた社会資源の活用がなされるよう情報提供や関係機関との連携が必要であり，多職種の協働が不可欠となる。訪問看護師は相談支援専門員（ケアマネジメント従事者）をはじめ，医師，精神保健福祉士，行政の生活保護担当者，保健師等と連携して多職種チームの一員として支援を行う。しかし，診療報酬（訪問看護指導料）上で実施者として認められているのは，保健師，看護師，作業療法士，精神保健福祉士に限定されていて，制度の壁を超えた支援体制の構築が課題である。わが国のACTは訪問看護をベースに制度化がはかられようとしており，訪問看護におけるチームアプローチ的側面の検討が必要とされている。

地域の福祉サービス事業所においては，訪問看護師は医療面でのアドバイザー的役割を期待されている。利用者へのかかわり方や病状への対処法などのアドバイスを積極的に行う必要がある。

なお，訪問看護師が孤立し，1人で問題抱え込まないためにはスーパーバイザーが必要であり，地域の関係者を含む多職種の参加するカンファレンスが必要である。

4 地域生活における看護

Advance

「アウトリーチ」の広がりと精神科訪問看護の役割

　2004（平成16）年9月の精神保健医療福祉の改革ビジョン（10年計画）で示された「入院医療中心から地域生活中心へ」という基本的施策の実現に向けて，精神疾患をもつ患者を地域で支えるための支援の充実・強化と，新たな体制づくりが求められている。

　その1つとしてアウトリーチ（訪問支援）による支援への大きな期待が寄せられており，医療的な側面のみならず生活面の支援を合わせて検討することが重要になっている。

　患者の退院後の継続医療・看護や地域生活の支援を推進する観点から，精神科訪問看護による在宅での支援は重要な役割を担っている。特に精神科急性期医療の進展に伴う在院期間の短縮により，退院後の看護ケアの重要性は高まっている。入院期間中に解決できなかった医療的課題などについては，地域（在宅）において精神科訪問看護が継続してかかわり，必要な援助を展開することが必要である。精神科訪問看護をはじめとした地域支援の体制を強化することが，入院期間の短縮や地域定着を促進するという認識を高める必要がある。

　そして，精神科訪問看護を提供する看護者には，その他の地域医療サービス（外来・在宅医療など）を提供する施設および職員や，障害福祉サービスを提供する事業者など，地域で患者を支える機関および職員との連携・調整を図ることも大切な役割として求められる。特に精神科訪問看護と，外来診療や精神科デイ・ケアなどの治療およびリハビリテーションを組み合わせて支援を受ける患者の場合には，治療目標や支援計画の共有化を図るなど，医療サービスの効果的な活用を検討する必要がある。

　また，長期入院患者や再発・再入院をくり返す患者の場合には，地域生活を継続するうえで医療中断が大きな課題となる場合がある。医療中断による再入院および再入院の長期化を防ぐためには，患者への服薬指導・服薬管理をはじめ，病状などの医療的なアセスメントなど，地域において医療的な側面からのかかわりが欠かせない。

　さらに退院後に限らず，通院治療だけでは十分な支援が行き届かない患者や，

通院困難になった患者（医療中断者）に対しても，精神科訪問看護を有効に活用し支援を行うことが必要である。また精神疾患やその病状の特性により，みずから医療機関を訪れたり，医療サービスを求めたりすることが難しい状態（未治療者）にある人についても，早期治療・回復や予後の改善を図る観点から，訪問により支援を提供することが求められている。

近年では地域で生活する患者や，新たに精神疾患を発症する患者の支援のあり方として，患者やその家族が抱える課題の解決を，できる限り入院に頼らずに支援できるような支援体系づくりが求められてきている。そこには従来の精神科訪問看護の対象者に加えて，前述した「医療中断者」や「未治療者」も対象として広がってくる。

入院に頼らず地域で課題を解決するための支援とは，地域での支援が行き届かないことによる入院を防ぐための取り組みでもある。特に医療中断者や未治療者の場合には，みずから医療機関を訪れたり医療サービスを求めたりすることが困難であるため，患家を訪問して根強くきめ細やかな対応をすることが重要になってくる。

また，地域における対象者の危機的状況は，病状面のみならず生活面や家族関係の困難さなど多岐に及ぶことから，医療的な支援に合わせて日常生活面などの支援を一体的に提供することが必要となる。そのため多職種チームによる支援体制が有効と考えられている。

ただし，対象によっては既存制度（診療契約，診療報酬など）や民間機関によるサービス提供には限界もあることから，保健所などの行政機関との連携による支援や，平成23年度より国の補助金事業として実施している「精神障害者アウトリーチ推進事業」への積極的な参画が期待される。そういった多職種アウトリーチ・チームに携わる看護者は，これまで精神科訪問看護で培ってきた技術を活用しながら，地域での支援を進めていくことが必要である。

（吉川隆博）

4 地域生活における看護

> **事例**　O氏への訪問看護を通じて見えた看護のあり方

　訪問看護を開始し，信頼関係が構築されてきた手がかりを感じはじめたころに，利用者がポツポツと話しはじめる言葉があります。
「もう入院なんかしたくない」
　さらに，悲しいことに，その理由のほとんどが「入院中の看護者の対応」に由来しています。精神科病院での勤務経験が長かった私は，その理由を聞くにつれて，利用者はこんな風に感じているのだと驚き，「自分なら入院中のその方にどう対応しただろうか」と，過去を振り返って反省したい気持ちになりました。
　そのような体験を話される方の多くは自分の意志で入院していないため，看護者によって提供されるケアは受け身の状態であり，その方にとって「何をされるかわからない」という不安を抱かせるものであったと推測されます。こうした不安や恐怖心は，病状が安定して退院してからもその方の心にインプットされたままです。
　私たち看護者は，患者・利用者の命を守り安心して生きることを支える立場にあります。それゆえに患者・利用者が感じる良きにつけ悪しきにつけ「看護者の存在の大きさ」に自覚的でなければなりません。施設でも地域でも，このような体験をされた方々の貴重な生の声に真摯に耳を傾けて，いまのかかわりを通して病状の安定と安心した生活が継続するようにしたいものです。
　本稿では，利用者のつらかった思いをご紹介しながら，訪問看護におけるケアのあり方を考えたいと思います。

★

　統合失調症O氏は50代の独身女性。2人姉妹で姉も同じ病気をもっています。高校卒業後，一人暮らしをしながら仕事に就きました。20代前半に発症し，みずから精神科病院を受診し，生活保護を受けながら入退院をくり返していました。入院中に病院で受けた悪印象により，病院を転々としていましたが，作業所への通所は継続していました。
　40代になって急性増悪のために入院。病状が安定せず保護室にて身体拘束を受けました。食事や服薬，排泄のすべて看護者の支援を受けることになりましたが，反発することが多いために，看護者の対応は，本人によると「罪人扱い」にされているように感じたといいます。当然，看護者との信頼関係はなかなか構築されませんでした。
　そのような監視され自由がない状態で，心の悲鳴も届かず孤独を強く感じ，「このまま消えたい」と思ったとO氏は言います。そんな中で，「いまはつらいでしょうが，必ず良くなるからね」と声をかけてくれる看護者の存在に助けられ，徐々に回復に向かったそうです。
　O氏は「退院後はもうここには来ない！」と心に決めていましたが，主治医の指導で仕方なく訪問看護を受けることになりました。
　1週間に一度訪問する看護者は，病院ではいわゆる「ベテラン」といわれる方で

した。訪問時にO氏はその看護師に「掃除をしなさい。煙草はやめなさい，ごみを捨てなさい」と厳しく指導されたということでした。しかしその看護者は一緒に掃除をしてくれる様子はなく，座って命令するのみ。きれいに掃除をした後には，「次に自分が来る時にもこの状態でいるように」と言われました。O氏は掃除が何より不得意でしたが，だからといって，自分の部屋なのに他人にあれこれと言われるのはもっと嫌でした。退院して数か月後のある月の訪問看護終了後に，「病院も訪問看護も嫌だ！」という思いが募り，不快な気分になりました。作業所でもトラブルが頻発し，ついに入院を勧められました。O氏は，ほかの病院に入院を希望し再入院しました。イレウスや胃潰瘍も併発し，精神疾患の治療だけでなく内科的な治療が行われました。

　1年間の入院治療で心身ともに改善しましたが，「退院後は訪問看護を受けることは必須である」と主治医に言われ，O氏は抵抗しました。前回の経験から「訪問看護であれこれ忠告やお叱りを受けるのはまっぴらごめん！」と心に強く決めていたからです。その後，福祉事務所の勧めで退院前のカンファレンスに私が所属するステーションが呼ばれ，初めて私はO氏に会うことになりました。

訪問看護の始まり

　カンファレンスでは，病状説明とともに，医師からは精神的にも身体的にも訪問看護による支援が受けられる旨が説明されました。O氏は「本当は訪問など受けたくないんです！」と訴えましたが，説得されました。

　退院日に契約とあいさつのために部屋を訪問すると，室内は荒れ放題で，玄関の鍵も壊れ，電気製品のすべてが使えない状態でした。退院の準備は何もできていなかったのです。2日間でひととおり本人の希望に沿った生活環境を整え，本格的な訪問看護が始まりました。

　私はO氏の希望に沿い，本人が困っていることや，できないことを支援しながら，精神的，身体的な健康状態把握をしました。胃潰瘍やイレウスをもつO氏の食事のメニューも一緒に考えました。プライバシーに留意しながら，本人の許可で作業所との連携も行いました。ジストニアによる苦痛も大きく，さらにイレウスや胃潰瘍もあるため，少しでも変化があれば連絡できるように，24時間いつでも連絡を受けられる体制であることを伝えました。

　6か月が過ぎたころ，O氏は前回の入院に至るまでの経過やO氏自身の考えを怒りとともに話されました。「あんな病院にはもう入院したくない。訪問看護も受けたくはなかった」。そうO氏は話してくれました。「精神の病気をもっていても，私は看護師さんと同じ人権をもった人間なのです，あの病院の看護師はいばってばかりでわかろうとしなかった。それがつらかった」。

　怒りに胸を震わせながら話すO氏に，私は思わず「つらい思いをさせてごめんなさいね」と詫びました。おそらく，O氏は私に自分の心情を話しても安全と感じる

ようになったのでしょう。私は利用者が自分の気持ちを話すことのできる時期を辛抱強く待つことの必要性を知りました。

　O氏の複雑な心境をお聞きし，私たち訪問看護スタッフは身の引き締まる思いがしました。そして，訪問看護を初めて1年後に，「看護者の勉強会に来て体験を話していただけませんか」と相談しました。自分が体験したことを，病気の理解のために役立つなら話してみる，と快諾をいただきました。

　O氏は看護者の勉強会に参加して，病気をもつ患者として思うことを話してくれました。O氏が参加してくれた勉強会は看護師仲間に感動を与え，人権や尊厳とは何か，看護とは何かを考えさせてくれました。訪問を開始して3年半，現在は月に2回の訪問で，ボランティア活動や作業所でのこと，友人との付きあいなどの報告を聞き，健康維持の手助けをしています。

O氏とのかかわりから思うこと

　看護のサービスが提供されるプロセスは，病院と地域ではかなり異なります。一般的に，病院では医療行為や看護行為は治療者が決めた必要なプランに基づき，利用者がお金を支払って医療や看護を受けます。地域においては，利用者の暮らしの場に出向き，困っていることやその方に必要な看護ケアを提供してその対価を得ます。O氏の事例を振り返ると，最初にO氏が訪問看護を利用した際に出会った「自分の言うことを聞いていたら間違いがない！」と自信をもったベテラン看護者の，指示的で操作的な態度が，O氏に「訪問看護師」の負のイメージを植えつけてしまったように思います。

　しかし，その看護師はベテランらしく，きっと優しく親切でもあったのだろうと思います。しかし，自己評価が低いO氏には，「とにかくいばっている」「命令している」という風にしか映らなかったのです。

　利用者の話をしっかり傾聴して，何を望んでいるのかを把握して，一緒に解決の道を考えるのが訪問看護です。たとえ時間を要しても，信頼という心地いい柔軟剤が効を奏し，本人の希望が語られ，私たちの支援する事柄が見えてきます。訪問看護において主人公はあくまで利用者です。O氏とのかかわりを通じて，私は看護者として貴重な経験をさせていただきました。

（千葉信子）

――――――――――― 事例のポイント ―――――――――――

- 精神疾患をもった人にとって「看護者の存在の大きさ」を自覚する。
- 本人の思いが最重要。指示的で操作的なかかわりは慎む。
- 本人が安心して率直な思いを表現できる信頼関係をめざす。

4 地域生活における看護
3 精神科デイケア

● **基本的考え方**

　地域生活を営みながら精神科通院治療を継続するために利用するサービスの1つに，精神科デイケアがある。デイケアは治療的リハビリテーションの場ともいえる。治療的な意義の薄い居場所的なデイケアに対して批判的な見方があることもたしかであるが，デイケアに代わる社会資源の整備が遅れているために，デイケアにとどまらざるをえない面もある。

　多職種による多角的な視点で利用者の状況をアセスメントし，利用者の「生活のしづらさ」を一緒に解決するよう，医療の枠組みにとらわれず生活モデル的な発想で対応していくことが重要である。

　入院中の患者に退院後にデイケアを利用したいかどうか，意思や意向を確認し，可能であれば入院中デイケアを見学・体験利用することも円滑な地域移行に必要である。しかし，入院中のデイケア参加は，診療報酬の評価の対象とはならない。

①利用にあたって

　医師の処方箋が必要である。精神科通院医療の形態の1つであり，自立支援医療制度が適用されるため利用上限額も個人の所得に応じて算定される。

②デイケアでのかかわり

　デイケアの利用は，利用者が「自分の病気をどのようにとらえ，精神疾患とつきあいながらどのような生活を送りたいのか」をスタッフと一緒に考え，目標を立てることから始まる。目標をもとに，計画的にプログラムに参加し，利用状況や活動の様子を振り返る。活動を通じて少しずつ社会参加への自信を取り戻し，利用者は次のステップへと進んでいく。そのなかで，利用者の気持ちに寄り添いながら，デイケア以外の福祉系の社会資源に結びつくように働きかけていく必要がある。

　デイケアスタッフは多職種で構成されているため，医療モデルと生活モデルの両方の視点から利用者を観察し，サポートできる。また，デイケアから福祉サービスや就労につながる可能性も高いため，他機関との連携も求められる。連携する場合は，看護者は地域のスタッフに利用者の状況やかかわり方のコツなどをアドバイスする必要がある。

③精神科デイケアの効果的活用のための課題

　精神科デイケアをより効果的に活用するためには，以下のような課題への取り組みが必要である。

　まず，個別性を重視したプログラム等の充実がはかられなければならない。そのためには，利用期間・利用目的を明確化し，自閉傾向の改善，不安の軽減をはかるために，導入期プログラムを実施する必要がある。そして，心理教育，認知行動療法等をクローズドグループで行うためのプログラムの充実，10代，20代グループを30代以上のグループから分離し別プログラムとする，短期利用，中長期利用を設定して，それぞれのプログラムを設定するなどの工夫がなされなければならない。

　もう1つには，病棟，外来，諸社会資源との連携の中核としてデイケアが果たすべきハブ機能の強化に関することである。まず，導入の工夫としては，デイケアの体験利用，連携パスによる病棟と外来との連携（たとえば精神科急性期治療病棟→デイケア等）が考えられなければならない。そして，デイケアを終了し，

次のステップに進んでもらうために終了期のプランも策定する必要がある。そのためにはデイケアスタッフの施設外活動が保障されなければならないし，他の社会資源の体験利用，利用開始時より市町村サービス提供者とのケア会議の開催も必要となる。

Advance

精神科デイケアの効果的活用のための課題

　デイケアは，精神障がい者の地域生活移行に関してどのような役割を果たしているのか。多くのデイケアスタッフは次のように考えているだろう。

　精神障がい者の地域生活の維持は想像以上に困難であり，安定した地域生活を送るには，仲間と出会い安心していられる居場所が必要である。デイケアは，このような居場所を提供している。また，再燃を防ぎ，ひきこもり生活から抜け出し陰性症状の進行を防ぐには，入院医療と地域生活をつなぐ役割を果たすデイケアの機能強化が必要である。

　デイケアは，医療と連携しているところが強みであり，そこに他の福祉施設との違いがある。しかし，医療的パターナリズムが強くなりすぎると，利用者の自立の妨げることになるので，利用者との協働，利用者の自律をどう引き出すかという問題意識がなければならない。

　地域生活を送りながらのデイケア利用は，生活技能を向上させ，就労など社会参加へのパイプ役も果たしている。退院後，次のステップに進むのに，デイケアは重要な社会資源であり，そこでの生活技能などの評価が適切な在宅ケアの選択につながることもある。また，デイケアで行われるケア会議などを通して，地域支援スタッフとの連携が図られることもある。単身生活者にとっては，デイケアは相談機関としての役割も果たしており，必要に応じて個別の生活援助がなされている。

　デイケアを食事をする場所と割り切ってサロン的に利用している利用者もいるが，少なくとも，デイケアには仲間がいて，お互いの体験の交流から障害の受容へと至ることに意義がある。就労支援は課題である。働き，前向きに生きられるような取り組みが要請されている。

このようにデイケアスタッフは、デイケアに利用者の社会参加にとって一定の意義があると認識している。一方、デイケアを効果的に活用、運用するためには多様な課題があることが従来から指摘されている。

●より個別性を重視したプログラムの充実

デイケアなどの現状は、利用期間が長期化し、「ブラブラデイケア」と言われることもあるように何のためのデイケア利用なのかが忘れられがちである。導入期プログラムを実施し、そこで利用期間・利用目的を明確化することで、より効果的なデイケア活用が可能となる。

デイケアなどへの通所でもっとも改善するのは、対人関係能力で次いで服薬アドヒアランス、自己理解・自己表現である。これらの能力は4～5割の対象者で改善が見られている[1]。改善しにくいのは、疾病と治療についての理解や症状や再発サインへの対処スキルである。これらは2割弱しか改善がみられていない[1]。このように現在のデイケアでは、再発への対処スキル、疾患・治療への理解の改善は困難である。しかし、クライシスプランを利用者と協働で作成するなど心理教育、認知行動療法などのクローズドグループ中心のプログラムを充実させればこの困難さは幾分でも解消できるだろう。家事などの生活技能も3割の改善しか見られていない[1]。個別の苦手な生活技能を高めるプログラムの充実も望まれる。

急性期病棟から退院して間もない利用者、病状が再燃しつつある状態でデイケア利用を継続している利用者には、一定の医療的対処が必要とされる。グループ単位のかかわりのみでなく、個人療法的なかかわりや個別性を重視したかかわりの充実にも力が注がれなければならないだろう。

●デイケアと病棟、外来との連携の強化

デイケアが軸となって病棟、外来、地域の諸社会資源との連携を図ることで、利用者への援助はより厚みを増す。しかし、多くのデイケアは病棟や外来との連携が十分ではないと感じているようだ。デイケアと病棟、外来との連携は、デイケア導入の工夫から始まる。ほとんどの病院で入院中のデイケア体験利用（現在は診療報酬での評価なし）を行っている。入院中からデイケア―病棟の連携で利

> 3 精神科デイケア

　用者，スタッフ双方の不安を軽減できれば退院後の安定した利用につながる。また，病棟と外来・デイケアなどとの連携パスの開発，利用もスムーズな連携，相互理解を促進するだろう。
　入院時より退院に向けての支援計画に沿ったカンファレンスがもたれる必要があるしデイケアスタッフが病棟のカンファレンスに参加できるような連絡・調整がなされる必要があるだろう。

★

　10年ほど前から「デイケアホスピタリズム」が言われている。デイケア活動が同じ利用者，同じスタッフによって長年行われることによっても長期入院患者同様の施設症的な弊害があるのではないかという問題意識である。目標，期限を設定したデイケア活用であるべきだろうし，デイケアは卒業し次のステージに進むというイメージをもって運用されなければならない。精神障がい者のリハビリテーションをデイケアだけで完結させるのではなく，積極的に就労支援などにつないでいく姿勢が求められている。
　そのためには，医師，看護師のみでなくOT，PSWなど多職種が加わったリハビリテーションチームの形成がめざされなければならない。パターナリズムの強い伝統的な医師─患者関係，患者－看護者関係がデイケアにもち込まれないようにする必要もある。利用者の自律を損なわないようにするため，主体性を奪わないためである。

（吉浜文洋）

事例　人とかかわり，学び，成長する場としてのデイケア

　デイケアのプログラムは，朝のミーティングで始まります。ミーティングでは，1人1人が順番にあいさつをしたり，いまの気持ちを言ったりするので，人前で話すことや互いに知りあうきっかけ作りが苦手な人にとっては，自己表現の練習や人間関係を築く糸口になります。そのミーティングのいちばん初めに行うのが，1日のプログラム進行役となる司会決めです。

影響し，成長し合うグループ
　ある朝，いつも通りスタッフが司会を募っていたときの出来事です。その日は司会がなかなか決まらず，デイケア室に重い空気が流れていました。突然，50代後

半の女性利用者Ｐ氏が「はっきり言うけど，みんなもっと司会をやれって思う！スタッフしっかりしろって思う！」と声を震わせて投げつけるように言いました。驚いたスタッフがＰ氏に発言の理由を問うと，Ｐ氏は「私，けっこう司会をやっているけど，疲れているときもあって，そんなときに司会が決まらないと『また私？』ってプレッシャーを感じる。みんな，私のたいへんさも知ってほしい……」とちょっと子どもっぽく言いました。

　看護師をしていたＰ氏は，再就職をめざして体力をつけ，生活リズムを改善するためにデイケアに来ました。10年以上ひきこもりがちな生活を送っていたので，定期的に通所するだけでもたいへんそうでしたが，1か月ほど経つと仕事探しをはじめました。しかし，しばらくすると眠れなくなり，起きられなくなり，動けなくなり，死にたくなり……とＰ氏の病状は悪化し，デイケアを休止することになりました。再びデイケアに通いはじめたときには，『余力があっても，まずは体調を整えるためにデイケア活動に専念すること』がＰ氏のテーマだと確認しあうことができました。

　その後も，ときどき就職活動をしていたＰ氏でしたが，デイケアで就労や社会資源について情報を得たり，他の利用者の考え方を知ったり，卒業生が自分の道をじっくり選び歩む姿を見たりという経験を重ねて，最近は卒業後に就労移行支援施設を利用することも視野に入れはじめました。

　その一方で，自分より後に入った利用者が先に復職していくことに焦りと孤独を感じ，少し傷ついてもいたようです。他者の意見をあからさまに批判し，司会や係りを「奉仕でもするか」と言って引き受けるなど，ことあるごとに自分の有能さをアピールしていました。そのようなＰ氏の言動にはグラついた自信を取り戻したいという思いが潜んでいましたが，まわりの利用者の気持ちは離れる一方で，Ｐ氏は徐々に孤立していきました。ミーティングでのＰ氏の発言には，そんな寂しさが込められていたのかも知れません。

　これまでデイケアでは，幾度となく司会に関する話しあいがされてきました。ベテラン利用者が卒業すると司会の担い手が少なくなり，いままで中堅だった利用者たちにしわ寄せがいくようで，多くは彼らからの問題提起です。そして，司会をすることについてそれぞれが思うこと，司会の役割，グループに参加することの責任など意見を出しあったり，司会の決め方を検討したりという話しあいが続き，いつの間にか司会の立候補者が増えているのです。Ｐ氏の発言はいささか刺激的でしたが，みんながＰ氏を大切な仲間だと思うからこそでしょうか「自分にはまだ司会は無理だけど，書記などできることで協力したい」「Ｐさん，そんなにがんばらなくていいよ」「びっくりしたけど，Ｐさんの気持ちがわかってよかった」と，それぞれがＰ氏の発言を受けて思うことを誠実に話しました。そして，これをきっかけに少しずつ司会をする人が増えてきたのです。そろそろＰ氏も自分で作った壁を取り除き，病気になった自分を認め受け入れるための課題に取り組む必要がありそうです。

3 精神科デイケア

『自己理解』あるいは『自分の傾向を知る』というテーマなら，P氏もしっくりくるでしょうか。

★

○ Q氏の事故決定を支えるかかわり

　20歳前半のQ氏も，司会に関して不満がありました。Q氏は，入院していた病院のPSWと一緒に退院後の通所先を探しにきたのです。質問を受けるたび確かめるようにPSWをちらりと見て，小さな声で答えながらまたPSWをちらり……その姿はとても弱々しくて，1人で通えるのかと心配になるほどでした。中学で不登校になり，それ以来ひきこもり生活をしていたQ氏の希望は，デイケアで友だちを作ることでした。デイケアで人間関係を学び，大きな声で人に話しかける練習をしたいと言います。スタッフは，デイケア卒業後すぐ働きたいというQ氏に体調管理も意識してもらいたかったのですが，かたくなに友だちづくりだけを主張するQ氏に根負けしました。

　まじめにデイケアに通うQ氏は，しばらくするとデイケアに慣れ，声が大きくなり，自分から声をかけられるようになり，デイケアに毎日参加し，司会をするようになり，友だちもできて……と着実に変化してきました。スタッフは，司会や係をすることがQ氏の自信につながると思い，たびたび「司会やってみない？」と声をかけていたのですが，ある日，Q氏から「やらされるのは嫌だ」言われてしまいました。その後スタッフからの誘いが減り，目立った役割をとらないBくんはみんなの前で発言することすらなくなり，そして，午後からの参加や体調不良のために休むことが増えてきたのです。

　司会以外にも，行事やお茶係などに取り組んでいたQ氏でしたが，いままで自分から立候補したことはありませんでした。いずれの場合も，Q氏が自信をつけるために必要だと判断したスタッフが誘っていたのですが，どうやらスタッフの思いはQ氏に伝わってはおらず，Q氏は自分への誘いを「人手不足」のためと受け取っていたようです。自分の中に「みんなの前で話すのは苦手だしテキパキと進行はできないけど，体験参加者が居心地よく過ごせるような配慮は得意。司会をして，得意なところを生かしつつ苦手なことにも取り組もう」というような課題が設定されていないため，やり遂げた後自己評価するに至らず，他者からの感謝や称賛で満足しがちになります。しかし，そのような心地よい報酬が毎回あるとは限らず，それが度重なると欲求不満や自己評価の低下が起こってしまうのです。Q氏は，そのような状況に陥っていたときに役割も失って，すっかり自信を失ってしまったというわけです。危機的かつ重要な局面に立っていると考えたスタッフは，Q氏と卒業後の予定を話しあうことにしました。以前は働きたいと希望していたQ氏でしたが，いまはデイケアプログラムの中で見学に行った自立支援施設を利用したいと思っているそうです。その施設は決められた時間の中でしっかり作業することが必要で，Q氏としても，いまのままでは馴染めるかどうか心配だと言います。そこで，話しあっ

たすえ，デイケアの目標に『体調を整えて維持する力をつける』，課題に『司会や係をして自信をつける』を追加しました。Q氏が決定に加わったこと重要で，これからはたとえ感謝や称賛がなくてもやり遂げたことに満足でき，達成感が得られるでしょう。取り組みを効果的にする重要な要素は，自己決定なのです。次の日の朝，Q氏はサッと手をあげて「司会します」と，はじめての立候補をしました。

★

　デイケアは，人とかかわりあいながらリハビリテーションする場所です。人と分かちあい助けあい認めあう心地よさもあれば，傷ついたり不安になったり腹が立ったりと嫌な思いをすることもあります。何かをやり遂げると達成感が味わえますが，同時に「もっとああすればよかった」「みんなにどう思われただろう」という後悔や不安もついてきます。しかし，がんばりすぎたり，頼り過ぎたり，我を通しすぎたり，人に合わせすぎたりして疲れた自分を労わりつつ，自分の傾向に目を向け，助けてくれた人たちの存在に気づき，頼ったり任せたり手を抜いたりして疲れすぎないような工夫を自分でしていくうちに，少しずつやり遂げた後の不快な感じはなくなっていきます。そして，小さな達成感が積み重なって自信が湧き起り，それが次の課題に向かうための原動力となるのです。デイケアスタッフには，個別支援のみならず，このような経験を可能にするグループを維持することが求められているのです。そのためには，スタッフが管理的思考でグループの決定を担ったり責任を請け負ったりせず，利用者との率直なやりとりやグループ活動での共同作業を通じて互いを認めあい，ともに人間的に成長していこうという姿勢をもつことが重要です。

（松岡裕美）

・・・・・・・・・・・・・・・・・・・・・・・・・・ 事例のポイント ・・・・・・・・・・・・・・・・・・・・・・・・・・

- スタッフは利用者自身の自発性と自己決定を尊重する。
- スタッフは利用者とともに目標を立てていく。
- 利用者はグループの中での経験を通じて次なる目標に向かう力を得ていく。

参考文献

Advance

1）日本精神科看護技術協会（主任研究員：末安民生）：平成20年度障害者保健福祉推進事業　精神科医療の地域移行に関する効果的介入方法の検討　精神科デイケアの効果的活用と地域連携パスの開発．2009．

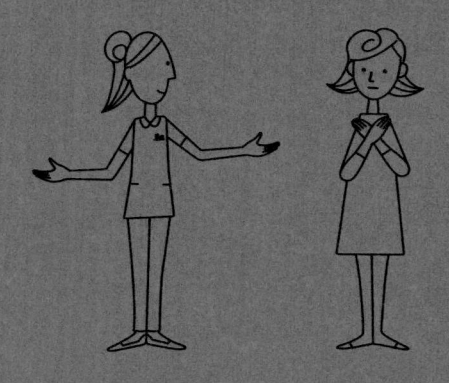

5 看護管理

5 看護管理

1 療養環境

● 基本的考え方

　看護者には，患者に適切な療養環境を提供する責任がある。入院患者にとっての療養環境は，治療の場であるとともに生活（衣食住）の場でもある。衛生的でなおかつ安全で安心できる過ごしやすい療養環境でなければならない。看護者の配置も十分でなく，安全管理の名のもとに人権やプライバシーについて必ずしも十分に配慮されず収容施設的な運営がなされた精神科医療の歴史的背景を考えると，精神科病院の療養環境の整備は常に検討されつづけなければならない。病棟規則をはじめ，患者サービス全般の見直しも，患者のセルフケア能力・自己決定の機会を奪い自立を妨げることになっていないかどうかを基軸にして定期的になされる必要がある。病院全体としては，患者が安心して治療に専念できるよう，患者・家族の意見や希望を聞く機会をつくり，組織的に患者サービスについて検討する。

　2003年の「健康増進法」の施行により，禁煙社会実現への動きは加速している。この法律は受動喫煙による健康への悪影響をなくすため，多数の者が利用する施設を管理する者に対し，受動喫煙防止措置をとる義務を課している。精神科病院もその対象とされており，分煙，全館禁煙への努力が求められている。精神科病院も，禁煙社会実現に対応した環境整備が必要である。

①接遇

　はじめての来院者を想定して，入院部門，地域外来部門の総合案内，動線（道

標）等，適切な掲示が必要である。受付の職員はじめ，全職員が名札を着用し，言葉づかい，身だしなみ等に気を配り，来院者に不快な印象をもたれないようにする。

看護者は，さまざまな年齢や背景をもつ人間を対象としている。社会人としてのマナーをもって患者に臨むことは，初対面の方に安心感と信頼感をもってもらえる第一歩となる。

②患者・家族の意見の尊重と相談機能

意見や苦情に対処する窓口，投書箱の設置，定期的な顧客満足度調査を行うことなどで，患者・家族からの情報を収集し，業務改善委員会などで検討する。

通院・入院時の複雑な法的手続きや社会資源の活用などについて，情報提供ができる相談員が配置された窓口があることが望ましい。必要があれば病棟の看護者は，その相談員との連携により患者・家族の相談に迅速に応じることができる。

③身体障がい者への対応とバリアフリー

視力，聴力，言語障害など精神疾患以外の障害をもつ人も受診し，入院となることもある。障害に応じた配慮が必要である。また，高齢者の入院が増えているので，開閉しやすいドア，手すりの設置，車椅子での移動や歩行の妨げにならないような段差対策，障害物の除去，エレベーターの設置など，利便性とバリアフリーを配慮した環境整備がなされるべきである。

④プライバシー確保への配慮

病棟ごとに診察，面談や面会に使用するプライバシーに配慮した個室を配備する。観察室・隔離室（保護室）のカメラモニターの使用に際しては，本人ないし保護者の了解を得ることが望ましい。このことについて，各入院施設において医療安全とプライバシー保護の観点から議論を深める必要がある。多床室ではカー

テン，家具，衝立等の設置でプライバシーを守る工夫が必要である。

カメラ機能付きの携帯電話の持ち込みがプライバシー保護との関連で問題となることがある。現状では，携帯電話の持ち込み制限は，通信・面会の制限となるのであるから，「病状の悪化を招き，あるいは治療効果を妨げる等，医療又は保護の上で合理的な理由のある場合」（厚生省告示130号）に限定されるべきだろう。

⑤療養環境の整備

ドア，収納棚，カーテンなどの病院設備・備品等を事故防止・安全確保の観点から点検し，随時見直す。照明，空調，ベッド等については，アメニティの観点からのチェックが必要である。これらの設備・備品の点検・整備における責任体制，破損時や不具合が生じたときの対応手順も明確にしておく。

人を不快にさせ，苛立たせる臭気や騒音，不適切な視覚刺激等を減少させる対策も，適切な療養環境を維持するために不可欠である。本人がその場から逃れようのない隔離室（保護室）や身体拘束のなされる部屋については，特に配慮されなければならない。医療安全，感染管理の側面からも療養環境の問題を検討する必要がある。

⑥施設内禁煙への取り組み

施設管理者の強力なリーダーシップのもと，無用な混乱が起きないよう職員，患者の理解と協力を得つつ，計画的に受動喫煙防止対策を進める必要がある。まず禁煙の啓発活動から始める。要望があればニコチン離脱に伴う症状も考慮して，ニコチンパッチ，禁煙ガム等の活用も検討する。

施設内全面禁煙を行っている場合はその旨を表示し，分煙を行っている場合は禁煙区域・喫煙場所の表示を行い，厳守を求める。

⑦自己管理のための条件整備と危険物の持ち込み制限

　金銭や薬，その他の物品が管理できるよう個人ロッカーを設置するなど，私物の自己管理が行いやすい条件整備を行う。

　ナイフ，ハサミなどの刃物，その他凶器になりうるもの，可燃物，薬品など常識的に入院生活に必要でなく危険物とみなされるものは，病院内への持ち込みを禁止する。自傷，自殺に使われうるものも持ち込み禁止にせざるをえないが，日常生活に必要なものが危険物になりうる場合，持ち込み制限の判断は困難である。安全な代替物があれば切り替えたり，病院管理のものを使用してもらうことで対処せざるをえないこともある。病棟管理で使用時のみの持ち出しなどで対処することも，事故防止上やむをえない。事故防止，医療安全へ配慮しつつ，生活の快適さも考慮してバランスを保つことが求められる。

Advance

私物管理・危険物の預かりについての基準をどう作ればいいか

　精神科病院へは年間約38万人が入院し，ほぼ同数の患者が退院する。精神保健福祉法は原則として任意入院でなければならない旨を規定している。そして，任意入院患者は，開放処遇（日中，病院の出入りが自由）が原則である。

　任意入院患者の閉鎖病棟への刃物の持ち込みによる看護者の刺殺事件も起きている。救急急性期系病棟の危険物の持ち込み禁止の徹底に腐心している病院も多いだろう。患者の病棟への出入りのたびに金属探知機でチェックを行っている急性期治療病棟もある。

　危険物を持ち込むのは患者本人だけではない。家族が面会時に，患者に言われるままに，あるいは持ち込みを禁じられていると知らずに危険物とみなされている物品を持ちこむこともある。面会者用の鍵付きロッカーを病棟入口に用意し，そこに私物を預けることが面会のルールになっている病棟も増えているのではないか。

　家族へも金属探知機によるチェックを行う病院もある。家族の不快感を考えないわけではないが，そこまでしないと安全を保てないとの認識がその病院にはあるのだろう。その病棟には接遇的な面を犠牲にしても安全を優先させる決断を強

5 看護管理

いられる出来事があったと思われる。

★

　何を危険物とみなすか。精神科看護の世界では、この議論もくり返しなされている。しかし、例えば航空機への持ち込みが禁止物品のように全国一律の基準は設定されていない。

　何でも危険物になり得る。精神科病棟入院患者には、嚥下障害があり一気に喉に押し込むように食べ窒息する者もいる。そういう患者にはほとんどの食物が危険物となる。

　私は、電気ポットを見ると危険物に思える。約30年前のことだが、コーヒーやカップメン用のお湯の提供ということで病棟ナースステーションのカウンターに電気ポットを備え付けることになった。設置の当日であったか、電気ポットの前で入れたばかりのお湯を手にした患者どうしが言い争いをしていたかと思ったら、1人がお湯を頭にかけられ火傷を負った。ナースステーションの前での出来事だったので、すぐに水道で頭を冷やし幸いにも軽度の火傷で済んだ。その夜、今度は火傷を負った患者が寝ている加害者へお湯をかけた。手当が遅れたこの患者の火傷はより重症であった。

　2人の患者がガラス瓶を割ったガラス片で顔に切り付けられ失明する事態が起こり、夜間、緊急コールでその病棟に駆け付けたこともあった。精神科病棟で、電気ポットやガラス瓶を見ると今でも「危険物」だと思ってしまう。

　過去に事件に使用された物品は持ち込み禁止品として指定されることが多い。体験した看護者にとっては、心的トラウマから事件を想起させるものを見たくないとの軽い「回避」症状が起きているともいえるかもしれない。その病棟の歴史を知らない新しく配属された看護者には、なぜその物品が持ち込み禁止なのか理解できないということになるが。

　なぜ持ち込み禁止なのかという問いに「昔からそうだから」という答えしか返ってこない場合、背景にこのような事故のトラウマがあることは多い。信頼には常に未知の要素、危険さが伴う。患者を信頼するという未知への跳躍がなければ持ち込み禁止の解除は困難だろう。

★

　日本精神看科護学会で、一律にシャープペンの持ち込みが禁止されている病棟

があるとの問題提起がなされたことがある。その急性期系病棟にシャープペンシルで自傷をくり返している境界性パーソナリティの患者が入院していて，他の患者からも借りて自傷に及ぶから一律禁止なのだという。

　一律禁止というルールの設定までには，議論が積み重ねられたと思われるが，そこに至るまでのプロセスを大切にしたい。当事者の境界性人格障害（BPD）患者，病棟の他の患者，看護者が議論に参加することによる学びがあるはずだと思うからである。

　BPD 患者自身は自傷について看護者などと話しあうことが必要となり，自分の行動のまわりへの影響と向きあうことを迫られる。シャープペンシルの一律所持禁止は他の患者へも影響が及ぶのであるから，病棟のすべての患者を巻き込むことにならざるをえない。同じ病棟で生活する患者すべて協力してもらうのでなければ安全は保てない。患者個々人が仲間意識や責任性について考えることになるだろう。看護者は，みずからの人権意識，倫理的感性を問い返す機会となる。

　私物管理／危険物の預かりも，工夫すればこのように患者，看護者双方が学び，成長する機会とすることができるのではないかと思う。患者を一方的に管理する病棟運営ではなく，個別の対応を原則とし，患者と協働する病棟文化を育てていくには，「面倒だから」と問題を簡便に解決しようとするのではなく，時間をかけていねいに対処しようという姿勢が必要なのだ。

（吉浜文洋）

Q&A

精神科病院の建物のあり方についての関係法規や通知にはどのようなものがあるでしょうか？

　精神科病院の建物のあり方については，いくつかの厚生労働省通知が出されている。精神科病院の設置，整備にあたっての望ましい敷地，建物，設備などについての基準を示した「精神病院建築基準」（昭和 44 年厚生省公衆衛生局長通知）はその 1 つである。精神科病院における療養環境の改善を図ることを目的とした「精神科病院療養環境整備事業実施要綱」（平成 10 年）には，行うべき整備基準が定められている。

5 看護管理

　1982（昭和62）年におきた東京都の特別養護老人ホームの火災を契機に出された「医療施設における防火・防災対策要綱の制定について」（昭和63年厚生省健康政策局長通知）には，「精神病院等の安全対策」の項がある。そこには，建物の構造についてではないが，以下のような記述がみられる。

①閉鎖病棟又は保護室に収容している患者の喫煙については，指定の場所におけて病院職員の管理の下に行い，マッチ，ライター等の発火器具を患者が所持することのないようにすること。

②閉鎖病棟又は保護室については，当該病棟の鍵の管理者が常時至近の場所に居り非常時には容易に解除できるようにしておくこと。

★

　火災により保護室内で収容されている患者が亡くなる事故は，近年においても時折起こっている。発火器具の管理が重要なことはもちろんだが，閉鎖病棟や保護室においては非常時に迅速に解錠できるかどうかは人命にかかわることもある。「精神病院建築基準」においても「病棟の鍵は，非常の際の混乱を避けるためすべて共通のものとする」と定められている。非常時の解錠を念頭において，患者の出入りする場所の鍵は一種類ですませられるようにすべきだし，保護室や閉鎖病棟が一斉に解錠できる電気錠の設備がなされていることが望ましいのはいうまでもない。しかし，電気錠は誤作動に悩まされることの少なくないとの話も聞く。

　「精神病院建築基準」は「望ましい基準」として示したもので最低基準ではないし，法的拘束力もないとされている。平成13年改正版に目を通すと，興味深い点がいくつかある。

　まず，「平面に広がるほうが自然と親しみ，開放感が得られ，各病棟ごとにそれぞれの特徴を生かしやすい」と平屋建ての建物を勧めている点がそれである。確かに，都立松沢病院，神奈川県立精神医療センター芹香病院など歴史のある病院は渡り廊下で連結された2階程度の建物群で構成されていた。新築される場合は高層になることが多いようだ。これも敷地の確保などでやむを得ないのかもしれない。その他，以下のようなことも書かれている。

　「男女の患者は分離するが男女の病室が明確に区分されていれば同一病棟内でも差支えない」「保護室の数は，収容する患者の種類（原文ママ）によって異な

るが，一般には全病床数の5パーセント程度とする」「（保護室に）便所を設ける場合は水洗式とし，不潔とならないようにその設計には特に注意が必要である」

　保護室の構造についての疑義紹介の回答として出された通知「精神病院の保護室の構造設備について」（昭和37年7月20日医発大670号）も興味深い。現在，多くの精神科病院の保護室は窓と保護室の間に「観察廊下」がある。このような構造が認められるようになったのは，この通知によるようだ。

　医療法施行規則には，病院一般の建物の構造，設備などについての規定もある。その中に病室の窓は「直接外気に面して開放できる」ものでなければならないことになっている。保護室の観察廊下は，この規定に抵触するのではないかとの疑義が寄せられたのである。回答は，このような構造でも「外気に面している」と解釈してよいというものであった。この当時の厚生省通知によって保護室の観察廊下は保護室構造のスタンダードとして全国の精神科病院に普及していったのであろう。

　1998（平成10）年に出された「精神科病院療養環境整備事業実施要綱」の整備基準に掲げられている以下の①～④の事項は，精神科病院のイメージアップを図ったと思われる内容だが，10数年たった現在では，もはや古い基準に思える。しかし10数年前には，厚労省は，精神科病院の鉄格子の撤去，保護室の改修，病棟扉をガラス製の自動扉化を，補助金を出して推進しようとしていたのである。

①鉄格子を撤去し，強化ガラスへの更新等を行う整備（鉄格子撤去と併せて行う，病棟の療養環境改善を図るための回収を含む）であること。
②保護室を改修し，療養環境の改善（水洗便所，冷暖房設備の設置，床壁等内装の改修等）を図るとともに，改修後は個室で一室あたりの面積が内法で10m^{2}以上（保護室専用の前室又は通路を含む）となる整備であること。
③病棟出入り口扉を自動開閉扉に替えること等により，任意入院患者の開放処遇の促進に資する整備であること。
④病棟出入り口扉を鉄扉から透明ガラス製扉等に改修する整備であること。

（吉浜文洋）

5 看護管理

事例　禁煙への取り組み

禁煙キャンペーンへの取り組み

　当院では2004（平成16）年から，職員を対象に禁煙キャンペーンに取り組みはじめました。こうした取り組みの背景としては，法人本部が禁煙を進めるために外部講師を招き，禁煙講演会を行ったことに始まります。この講演会を聞いた中に禁煙に成功した職員がおり，その職員に本部から禁煙キャンペーンへの取り組み依頼があったことと，職員自身が自分の経験を役立てたいという思いが一致したことから，禁煙キャンペーンが始まりました。

　そのキャンペーンは禁煙希望者にニコチンパッチを配布したり，禁煙希望者が集まり話しあいの場を設けたり，禁煙新聞を発行したりという活動をしながら，現在の「喫煙問題対策委員会」につながっています（「喫煙問題対策委員会」という名称は禁煙を推進する意味をこめた名称に変更予定）。そして禁煙キャンペーンの対象者は職員から入院患者へと広がっていきました。

患者に対する禁煙啓発活動

　しかし実際は，病院全体で足並みを揃えて禁煙に向かっていったわけではなく，病棟によって浸透の具合はまちまちでした。「総合病院でも全面禁煙は少ないし，まして精神科病院ではどうなのだろう，せめて分煙をきちんとしていくことから始めるべきではないか」という職員の思惑がありました。最初に病棟内禁煙を決めたのは女子閉鎖病棟です。これは話しあいの手続きを踏まず，当時の病棟担当医の判断により決定されました。この決定を受け，入院患者の間では「外出許可が出ないと煙草が吸えないね。退院して煙草を吸う？」という会話が頻繁にかわされていたことが思い出されます。私には病棟担当医の決定が強引なものに映っていましたが，入院患者からは大きな反発はなかったようで，入院期間中の禁煙は受け入れられていたように思います。

　同じ閉鎖病棟でも男子病棟は病棟内禁煙どころか，分煙も進んでいませんでした。ホールの片隅に喫煙コーナーがあるという状況でしたので，ここは分煙コーナーに天井までの仕切りをつけ喫煙室にしました。

　当時の喫煙エリアは病棟では女子閉鎖病棟を除いて喫煙室のみ。病棟外では喫煙所のみとし，外来・職員駐車場も禁煙エリアとなっていました。これを周知させるため，あちこちに〈ここは禁煙です〉という掲示を貼り出していましたが，家族の中にはその掲示板の前で喫煙したり，職員がていねいに注意を促しても抵抗を受けることもありました。

　当時，9病棟のうち，女子閉鎖病棟・内科病棟・痴呆疾患治療病棟（当時の名称）の3つの病棟は病棟内禁煙となっていましたが，残りの6病棟は分煙された喫煙室あるいは病棟の隅の喫煙コーナーがありました。

全病棟禁煙に向けて

2009（平成21）年２月，新病棟が完成にともない，４つの旧病棟と４つの新病棟の全病棟が禁煙となりました。新病棟完成と同時に９病棟→８病棟（病床減）へ病棟再編を行っています。病棟完成後の禁煙問題に関しては，師長会では何回も検討を行いました。新病棟の図面段階では病棟のテラスに喫煙室を予定していましたが，２つの閉鎖病棟担当予定の師長が全面禁煙で行こうと主張し，２人の師長の熱意に押された形で他の師長たちも賛同したという経緯があります。２人の師長の内の１人は冒頭に述べた禁煙に成功したスタッフでした。

煙草に関する問題は多くの病院施設にとっても喫緊の課題であるらしく，ある病院では新病棟の完成と同時に全面禁煙にし，「禁煙できない患者は退院あるいは転院していただく」と院長が宣言したり，喫煙の害を患者に認識してもらう身近な取り組みとして，はつか大根の種を入れた皿に煙草を入れた皿と２本と３本ほど入れた皿での発芽状況を比較するという試み（もちろん煙草を入れた皿の芽は育たない）なども耳にしました。このはつか大根の「実験」は，いくつかの病棟で試みてもらいました。他院の煙草に関する問題への取り組み，工夫を参考にした経験もその後の全病棟禁煙につながっていったと思います。

他院の取り組みの紹介やはつか大根の実験などはスタッフ間のみの検討だけではなく，各病棟で開催しているコミュニティミーティング[*1]でもくり返し検討を重ねています。

禁煙を支える環境

全病棟の禁煙化に関連した別の重要な試みとして『PS（Patient－Stuff）ミーティングに始まる責任レベルの運用』[*2]という治療・ケアシステムの開始があります。これは新病棟完成と同時に開始されました。入院前に外来にて病棟内は禁煙であること，健康回復の度合いに沿って責任レベルの行動範囲が拡大して，喫煙所で喫煙できることを説明し，了解を求めています。

病棟現場では新入院患者の了解を得ることよりも，少数の在院患者の納得できない不満への対応に苦慮しました。たとえば「患者の器物破損という粗暴行為が不満行動から発せられているのではないか」とスタッフ間の揺れを招きかけたこともありましたが，禁煙に成功した師長は「喫煙できる環境の中での禁煙は苦しいけど，喫煙できない環境であれば禁煙の苦しさは薄れていく」と考え，見守っていくことにしたと述べています。

また，２つの閉鎖病棟では病棟入り口に設置しているセーフティBOX（BOX利用者は個別に鍵を携帯）に煙草・ライターを入れ，病棟内には持ち込まないルールとしています。禁煙あるいは喫煙に関するルール内容の検討やルール破りについてはたびたび，各病棟で毎週開催しているコミュニティミーティングで検討を行っています。

5 看護管理

職員が禁煙の意義について理解する重要性

　患者に求めることは当然職員にも求められます。職員採用面接時，人事担当者が喫煙の有無を確認し，喫煙者であれば勤務中は喫煙できないことを確認しています。

　喫煙問題対策委員会は喫煙患者対象のグループを開き，その話しあいの中で喫煙の後始末は喫煙者がみずから行うという結論に至り，現在，患者の自主活動で喫煙所の清掃が行われています。また，喫煙問題担当委員会担当師長の声かけで毎週木曜日の始業前に，師長有志が集まり病院周辺の清掃を行っています。病院の前に国道を隔ててスーパーマーケットがあるのですが，その周辺に捨てられている煙草の吸殻に関して地域住民に苦情を受けたこともあるため，始めたことでもあります。

　喫煙問題対策委員会の委員は禁煙に関するセミナーなどに参加しては患者・職員にフィードバックを行い，適時ポスターの掲示を行っています。

　禁煙を勧めるための職員間のコンセンサスは，煙草による害は予防ができることであるということです。「何のための禁煙であるのか」常にコンセンサスを図っていく努力が必要です。

＊1　コミュニティミーティング
病棟の全患者・スタッフを対象にしている大集団によるミーティング。病棟運営に患者が参画し，病棟内の日常生活にかかわることを話しあいを通して決めていく。病院の方針や行事予定を伝えることもある。司会は看護職ではなくコメディカルスタッフが行うことを原則としている。

＊2　PSミーティング
　患者の自律性・責任性を尊重した小集団による話しあいの場。自分の病気にまつわることと，1週間の振り返り，服薬レベル，責任レベル，OT活動について話しあう。患者は他の患者の病気にまつわる体験を聞き，自分の体験を重ねあわせて吟味することができる。あるいは自分の体験を語ることで，他の患者に役立つ経験をして他者の力になる体験をする。患者がみずからの健康回復をつかみ取っていく足場となり得ている。責任レベルの希望はスタッフのアフターミーティングの後，主治医に伝えられ主治医より患者に伝えられる。各人の責任レベルは公表される。PSミーティングとコミュニティミーティングは毎週定時に開催される。前後に看護・コメディカルスタッフによるミーティングがあり，患者情報・方向性などの共有がされる。

（西　豊子）

·· 事例のポイント ··
- 他施設の取り組みや工夫を積極的に活用する。
- 喫煙する患者の「禁煙の苦しさ」を見守る。
- 「何のための禁煙であるのか」について，職員で問意識を共有する。

5 看護管理
2 看護管理

● **基本的考え方**

　看護管理は，患者およびその家族等への看護ケア，治療への援助がなされる全過程にかかわるものである。看護管理は，有限な資源を用いて看護ケアの内容を最大限充実させるために，看護ケア全体を計画し組織化し，調整してコントロールすることをめざす。

　管理機能の中の運営的（manage）側面を強調するために使われるのが，マネジメントという用語である。看護マネジメントは，個別の看護ケアのマネジメントと組織的になされる看護サービスのマネジメントの2つに大別できる。看護ケアのマネジメントは，看護過程の展開として，個別の患者を対象としたマネジメントである。看護サービスマネジメントは，主に看護管理者によって行われる人的資源を組織化し調整することによってなされる効果的な看護サービスの提供のことである。

　医療施設の使命を達成するため看護の立場から行う看護サービスマネジメントには，安全管理，防災対策，物品管理，人材の確保および教育などが含まれる。看護全般の業務を統括する看護管理者は，看護部門の業務の方向づけ，円滑な運用に責任を負い，病院全体の運営との調整をはかる。単位病棟ごとに配置された病棟看護管理者は，これらの業務の一部を担い，病棟の看護チームが最大限の力を発揮できるよう管理していかなければならない。

　看護管理には病院経営者や多職種の協力が必要であり，看護部門のみの努力では成り立たない面もある。また，看護管理は看護部門全体の業務の組織化にかかわることであり，看護部長や師長だけでなく，個々の看護者の参加も必要であ

る。看護管理者は，診療報酬関連の情報収集，分析などを行い看護の評価の向上につながるよう病院経営者へ提言していく。

　看護業務の遂行にあたっては，サービスの質，物品の価格，業務の効果など合理的に考えなければならない。ベッドコントロールなども，経営的側面あるいは医療資源の有効な活用という側面から考えなければならない。これは病棟管理者のマネジメントとして重要である。

①看護サービスの特徴とマネジメント

　サービスは，人や組織のニーズを満たす活動であり，対価を支払って入手することができるという性格をもつ。サービスマネジメントとは，モノとは異なるサービスという商品の質を高め，維持するために行われるが，これに関係する人，組織を管理することである。

　看護サービスは，看護という「商品」を提供する活動である。病院組織における看護サービスの提供は，医療の価格を公的に決定する診療報酬制度によって大枠が定められている。商品としての看護サービスは生産される場で消費されるため，提示して確認してもらうことが困難である。サービス提供者である看護者と消費者である患者が協働しなければ適切なサービスはつくりだせないという面もある。看護サービスの提供は，結果だけでなく過程が重要ということになる。

　医療費の増加に伴い，患者やその家族の負担も増加し，顧客意識が強まっている。看護者も従来の「医療者−患者」から「医療サービス提供者−消費者」という関係の変化を考慮したかかわりが必要である。看護サービス提供の姿勢としては，患者を理解することに努め，患者の視点から状況を把握することを心がける。礼儀正しい態度で患者の自尊心を尊重し安心感が伝わる姿勢で臨まなければならない。公平な対応でなければならないが，必要とされる看護サービスには個別性があるので，他の患者に不快な思いをさせないためのルールの設定，公表も必要である。

②人材マネジメント

　人材マネジメントとは，組織がめざす理念を実践し，実現するために，その資質や技能をもった人材を採用し，教育・研修を行うことで能力を高め，定着化をはかることである。そのためには人材の適正な評価や人事考課も必要となる。病院の主な資源は人材であり，人によって経営が成り立っているといっても過言ではない。質の高いサービスを提供できる人材は財産であり，人材マネジメントは病院運営の重要な鍵である。

　医療の高度化や国民の医療への意識の変化から，看護職への期待が大きくなる一方，医療の高度化，入院期間の短縮による過労や医療事故の不安から定着率が低下している。看護現場では慢性的な人材不足が続いており，安定的に質の高い看護サービスを提供するため看護職員の採用と定着，資質の向上は，看護管理者の重要な課題となっている。病院外部の研修会への参加，院内研修などを通して人材の開発と育成を行い，職員の適性を考慮した人事配置で離職を防止しなければならない。

　勤務しやすい環境の整備は，職員の定着や確保にも重要な意味をもち，看護管理の重要な仕事である。各職員のライフステージや，育児休暇や介護休暇など法で保障された休暇が取得できるよう配慮した勤務体制でなければならない。また，ワーク・ライフ・バランスに配慮し，さまざまな勤務・雇用形態での柔軟な人員配置を心がける必要がある。

Advance

人材マネジメントの具体的施策について

　人材マネジメントとは，病院理念を実現するための戦略遂行にふさわしい人材をどのように育成するのか，その制度設計をすることである**（図1）**。人材マネジメントの具体的施策は「配置・配属」「能力開発・育成」「評価」「報酬」「採用」というHRMシステム（Human Resource Management System）として運用されるが，これには「各施策に整合性があることが機能的な人材マネジメントである」という考え方が前提になっている**（図2）**。これらの施策実行には有限な資源を公正に分配するための経済合理性と実効性を追求する必要がある。

● 配置・配属

スタッフの入職時の希望を反映した配属・配置はもちろん，すでに組織内に存在するスタッフの組み合わせを変えたり，不足している病棟の人員を補充したりするために異動や昇進という形式で行われている。このような短期的な観点での「配置・配属」を行うだけでなく，中長期的な観点に立って，スタッフのパフォーマンス向上ためのコースを描き，そのスタッフのモチベーションを維持・向上させつつ，効率的に"あるべき人材像"に近づけ，そのスタッフのエンプロイアビリティ（雇用され得る能力）を高められるような目的で検討する必要がある。

● 能力開発・育成

この施策内にはサブ施策として「院内研修プログラム」，「プリセプターシップ」，「先輩からの指導や助言」，「リソースナースによるコンサルテーション」などのOJT，学術集会や院外研修への派遣といったOff-JTがある。「このサブ施策は"あるべき人材像"の実現に寄与しているか」という視点と「サブ施策間に整合性はあるか」という視点でチェックする必要がある。

● 評価

「評価」は文字通り，スタッフの能力や業績を評価することであり，HRMにおいてもっとも重要な施策である。「評価」は，スタッフのパフォーマンスを評価すると同時に，その評価プロセスを通じて，スタッフの動機づけのレベルや組織目標の達成状況に関する情報を収集し，戦略にフィードバックすることまでを含む。

HRMシステムは，病院の経営資源の1つ，「ヒト」のマネジメントをするためのものであり，組織目標を達成するために不可欠な人材要件を表現したものが"あるべき人材像"になる。看護部内での「こうあってほしい」という"思いつきの人材像"ではなく，戦略を遂行するのに相応しい人材像を描かねばならない。その人材像のブレイクダウンが「評価」の軸となり，HRMシステムが設計される。

2 看護管理

●報酬

「報酬」は「インセンティブ incentive」ともいわれ，評価を賞与に反映させたり，評価の高いスタッフを優先的に院外研修に参加させたり，認定看護師の支援をしたり，昇進させたりするなど，多様なものが考えられる。また，資格に対して職能手当を支払ったり，学歴に応じて入職時の給与を差別化したり，年功序列的な給与体系にするのもすべて「報酬」のサブ施策になる。しかし，同じ年齢・

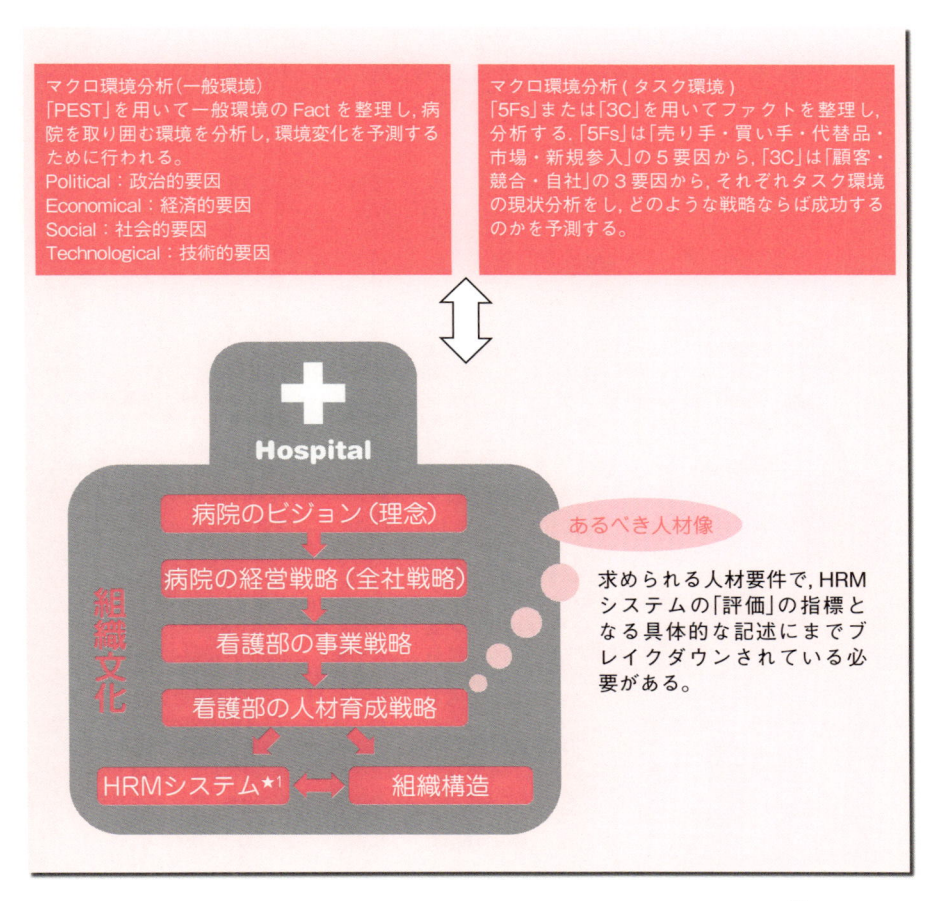

マクロ環境分析（一般環境）
「PEST」を用いて一般環境の Fact を整理し，病院を取り囲む環境を分析し，環境変化を予測するために行われる。
Political：政治的要因
Economical：経済的要因
Social：社会的要因
Technological：技術的要因

マクロ環境分析（タスク環境）
「5Fs」または「3C」を用いてファクトを整理し，分析する。「5Fs」は「売り手・買い手・代替品・市場・新規参入」の5要因から，「3C」は「顧客・競合・自社」の3要因から，それぞれタスク環境の現状分析をし，どのような戦略ならば成功するのかを予測する。

Hospital
- 病院のビジョン（理念）
- 病院の経営戦略（全社戦略）
- 看護部の事業戦略
- 看護部の人材育成戦略
- HRMシステム★1 ⇔ 組織構造

組織文化

あるべき人材像
求められる人材要件で，HRMシステムの「評価」の指標となる具体的な記述にまでブレイクダウンされている必要がある。

図1　Human Resource Management System と戦略[1]
佐藤剛監修，グロービス経営大学院著『グロービス MBA 組織と人材マネジメント』ダイヤモンド社を参考に作成

189

5 看護管理

資格・学歴・在籍年数であっても能力に差があるのは当然であり，評価によって報酬が差別化されないと，高い能力をもったスタッフの動機づけを維持するのは困難になる。

●採用

採用すべき人材要件が明確に定まっていないと，たとえば「人柄」や「やる

★1　HRMシステムとは，経営資源の1つである「ヒト」，つまり，スタッフをどのように活用し，管理するかを決める施策群であり，「配置・配属」「能力開発・育成」「評価」「報酬（インセンティブ）」によって構成されている。また，組織への参加のマネジメント「採用」と「退職」もHRMシステムに含まれる。

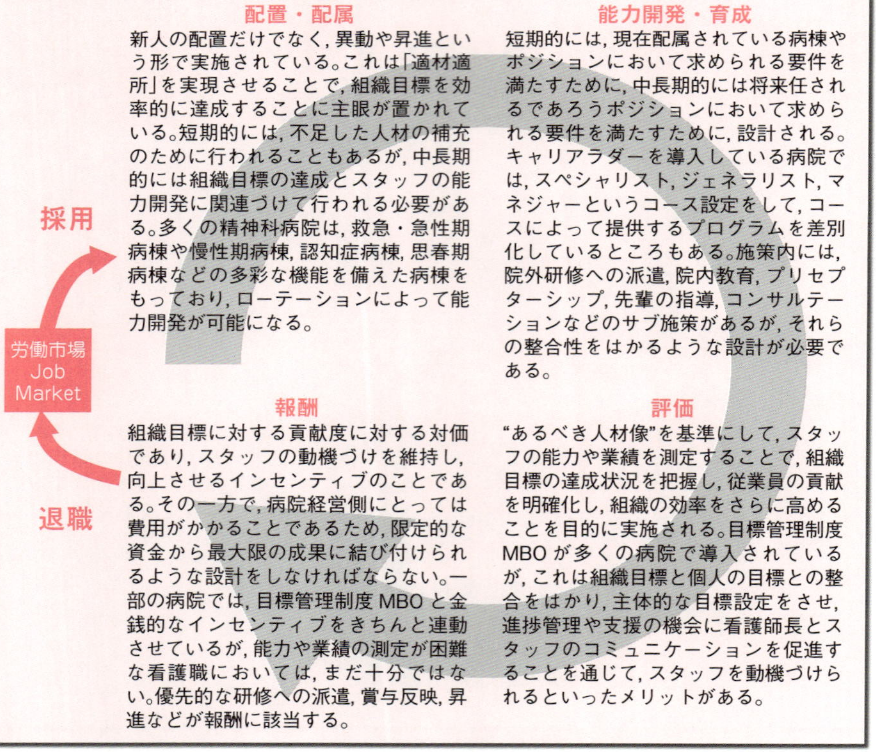

配置・配属

新人の配置だけでなく，異動や昇進という形で実施されている。これは「適材適所」を実現させることで，組織目標を効率的に達成することに主眼が置かれている。短期的には，不足した人材の補充のために行われることもあるが，中長期的には組織目標の達成とスタッフの能力開発に関連づけられて行われる必要がある。多くの精神科病院は，救急・急性期病棟や慢性期病棟，認知症病棟，思春期病棟などの多彩な機能を備えた病棟をもっており，ローテーションによって能力開発が可能になる。

能力開発・育成

短期的には，現在配属されている病棟やポジションにおいて求められる要件を満たすために，中長期的には将来任されるであろうポジションにおいて求められる要件を満たすために，設計される。キャリアラダーを導入している病院では，スペシャリスト，ジェネラリスト，マネジャーというコース設定をして，コースによって提供するプログラムを差別化しているところもある。施策内には，院外研修への派遣，院内教育，プリセプターシップ，先輩の指導，コンサルテーションなどのサブ施策があるが，それらの整合性をはかるような設計が必要である。

報酬

組織目標に対する貢献度に対する対価であり，スタッフの動機づけを維持し，向上させるインセンティブのことである。その一方で，病院経営側にとっては費用がかかることであるため，限定的な資金から最大限の成果に結び付けられるような設計をしなければならない。一部の病院では，目標管理制度MBOと金銭的なインセンティブをきちんと連動させているが，能力や業績の測定が困難な看護職においては，まだ十分ではない。優先的な研修への派遣，賞与反映，昇進などが報酬に該当する。

評価

"あるべき人材像"を基準にして，スタッフの能力や業績を測定することで，組織目標の達成状況を把握し，従業員の貢献を明確化し，組織の効率をさらに高めることを目的に実施される。目標管理制度MBOが多くの病院で導入されているが，これは組織目標と個人の目標との整合をはかり，主体的な目標設定をさせ，進捗管理や支援の機会に看護師長とスタッフのコミュニケーションを促進することを通じて，スタッフを動機づけられるといったメリットがある。

（採用／労働市場 Job Market／退職）

図2　Human Resource Management Systemと戦略[1]

佐藤剛監修，グロービス経営大学院著『グロービスMBA 組織と人材マネジメント』ダイヤモンド社を参考に作成

気」などという抽象的な基準で採用を決定してしまい，組織運営上の最適なポートフォリオを実現することはできない。「採用」の段階で，その人物の「"あるべき人材像"への成長可能性」を見極めるための明文化された基準が不可欠だ。マンパワー不足に嘆く多くの精神科病院では「即戦力」の獲得を重点化せざるをえない状況にあるが，即戦力ではなくても「将来のリーダーやマネジャー候補」を見極め，採用計画を立てる必要がある。中長期的な視点に立ち，「この人のポテンシャルはどれくらいなのか」「この人を当院のHRMシステムに乗せた場合，どれくらいパフォーマンスの向上が期待できるのか」「この人のキャリアビジョンを当院のHRMシステムでどれくらいサポートすることができるか」など，雇用者－被雇用者双方にとっての最善が「採用」であるような施策にする必要がある。

（武藤教志）

引用・参考文献
1）佐藤剛監修，グロービス経営大学院著：グロービスMBA 組織と人材のマネジメント．ダイヤモンド社，2007．

5 看護管理

3 リスクマネジメント

● 基本的考え方

　患者や職員が安全・安心して治療や業務に専念できる環境を整備するのは，病院管理者の責務である。医療法施行規則改正（2002年）により，すべての病院と有床診療所に医療安全管理体制の整備が義務付けられた。これは，①医療安全管理指針，②医療事故などの院内報告制度，③安全管理委員会の開催，④職員研修の開催，の4つの体制を整えなければならないということである。

　これらの活動が適切に行われているか，指針，決定事項等が職員全員に周知されているか，管理者は検証・評価する必要がある。なお，医療安全管理体制が未整備の場合，診療報酬の減算がなされる。

①医療事故

　精神科での事故は，死亡や刑事事件に発展（自傷他害など）する場合がある。事故やアクシデントが起こった場合に，報告書を必ず提出してもらい，事故分析を行い，繰り返すことのないよう情報を共有する。報告書は，時間，状況などが正確に記録されなければならない。

〈転倒・転落〉

　向精神薬の影響，あるいは入院患者の高齢化により精神科病院における転倒のリスクは高い。転倒による骨折など二次的障害の増加も報告されている。リスクの高い患者を把握し，対策を考えておかなければならない。転倒・転落の予防のためには，バリアフリーなどの環境整備，患者の身体的機能を維持するリハビリ

テーションの施行なども必要となる。転倒予防を理由とする身体拘束は，安易に行ってはならない。
〈自傷・他害〉
　突発的な暴力，予期困難な自殺・自傷行為など防止することが難しいケースもあるが，精神症状，生理的覚醒（不穏），行動，パーソナリティなど患者の状態の把握により未然に防ぐ努力が払われなければならない。
〈無断離院〉
　無断離院は，症状による場合，病院に対する不満，達成したい目的のためなど，さまざまな原因で起こる。未然に防ぐには，患者の言動に十分注意を払い，行動を観察する必要がある。閉鎖病棟では職員の鍵の管理が原因で発生する場合がある。無断離院が起こった場合には地域性などを考慮し，速やかな捜索を行う。家族，警察など関係先への連絡体制を整備しておかなければならない。
〈隔離や身体拘束中の事故〉
　隔離室使用中，抑制中は事故が発生しやすいことはよく知られている。隔離・身体拘束は，暴力，自傷，自殺企図などの切迫している場合に実施されるので，重大事故になる可能性がある。また，拘束帯による事故も起きており，身体拘束は手技の指導を受けた職員が行う必要がある。実施後も観察は頻回に実施し，ベルトの締まりや緩み，肺塞栓症などには十分注意する。

②感染防止対策

　院内感染防止マニュアルに従い，手洗い・清掃・消毒などを行う。感染症が集団発生した場合，原因の特定，制圧，終息をはかることは病院の責務である。感染防止のための備品の整備，院内感染発生時の具体的対応を職員に周知徹底しておく。

③褥瘡防止対策

　精神科病院では，向精神薬による過鎮静，身体拘束，精神症状に起因する経口摂食不良による栄養障害，認知症患者の問題行動に対する鎮静薬剤の投与などが

原因となって褥瘡が発生することがある。高齢患者の転倒事故も増加しているが，骨折などによる運動制限から褥瘡の発生率も高くなる。これらのことを踏まえ，褥瘡防止対策を整備しておく。

Advance

リスクマネジメントに関連する医療法や診療報酬が組織体制に求めるもの

　医療の現場には事故につながるさまざまな危険因子が取り巻いている。しかしそれらを未然に防ぐために体系的に取り組むようになったのは，1999（平成11）年に特定機能病院において患者取り違え事故を契機とした2000（平成12）年以降である。

　その概略は，2002（平成14）年の診療報酬改定において医療安全管理体制が未整備の場合，「入院基本料から10点減算」となる措置がとられたことが契機で，その後，2006（平成18）年には，この減額措置が廃止され，その基準に適合しない場合は入院基本料の算定自体が不可能となった。さらに翌年の2007（平成19）年4月1日には，第五次医療法改正において，「医療安全管理の義務化」が実施されることになり，医療の安全を確保するための具体的措置として，①医療安全，②院内感染対策，③医薬品安全管理，④医療機器安全管理の4つの体制の確保に努めることが法的枠組みによって義務付けられ，現在に至っている。これによって救急カートの常備点検や医療機器の日常点検などを日々のルティーン業務として取り入れた施設も少なくないであろう。

　また実効性ある医療安全対策を推進することを目的として，2006年には医療安全対策に係わる専門の教育を受けた看護師等を医療安全管理者として専従配置する場合に「安全管理体制加算」が認められた。2010（平成22）年には「安全管理体制加算2」が設けられ，他の職務との兼任配置を認める実質的な人員基準の緩和が図られ，中小の病院でも取り組める環境が整備された。

　このように，わが国の医療安全管理にかかる体制は，診療報酬による誘導と医療法の枠組みによって整備されてきた経緯がある。看護師はこれらを推進するために中心的な役割を果たすことができる職種である。それは看護者が保助看法において「療養上の世話」と「診療の補助」を行うことを独占業務とし，他の職種に比べ医療全般が見渡せる"立ち位置"で働く職種であることがその主因となろ

う。ゆえに看護師は日々直接的に患者にかかわりながら，そこで経験する安全を脅かすインシデント・アクシデント事例を積極的に発信し，再発防止，未然防止に有益な対策につなげていく姿勢が求められる。また事故事例の原因を追い求めると，その背後には個人や部署だけの問題ではなく，組織的な要因が潜むことが多い。それら背後要因や根本原因を分析したうえで，効果的な対策を講じることが重要となる。

　この10余年の背景のもと，多くの病院で安全管理体制が見直されてきた。求められているものは，医療活動全般において組織の力や知恵を結集させ，絶え間なく"確からしさ"という医療の質を追求する姿勢そのものであるといえよう。

★

　以下では看護者が医療事故に遭遇した際に取るべき理想的な対応を言及する。本稿では精神科病院で不慮の事故として報告の上位を占める「転倒事故」「窒息事故」の事例をもとに記述する。

【事例1】認知症の徘徊に伴う転倒事故後，急性硬膜下血腫の発見が遅れたケース
　　　　　―事故の概要

　患者Rは夜間の徘徊行動に伴い，過去2回転倒している認知症患者である。家族の意向を踏まえチームカンファレンスで行動制限せずに，ナースセンター近くの病室に移動し，細かな観察を行っていた。午前2時，看護者は別の患者の病室を訪問した際に，病室前の廊下で座り込んでいる患者を発見した。目立った外傷はなく，歩行も問題なく，当直医にその旨を報告したうえで，ベッドに誘導し就寝を促した。

　朝食の際，声かけするが呼名反応がなく，わずかに動きがある程度であった。報告を受けた当直医が診察したところ，専門治療の必要性を判断し，一般救急に緊急搬送した。急性硬膜下血腫と診断され，緊急開頭手術による血腫除去が行われた。

●事後対応の要点

　転倒事故は看護者が遭遇する頻度の高い事故である。事例では転倒直後，あるいはその後の経過観察がどのように行われたのか，さらに当直医がどのように関

与したのか究明の対象となるだろう。重要なことは「転倒したこと」ではなく「転倒事故に伴う患者状態」を整然と報告することである。特に頭部外傷の場合，受傷当時に異常はなくても，時間の経過とともに重篤な症状に陥ることもあり，その観察ポイントや報告体制の見直しによって，遺漏のない対応が求められる。

　これら踏襲すれば，転倒事故発生後の対応の要点は以下のようになる。
①医師の指示により，受傷直後は身体損傷の程度に応じて検査処置を行う
②転倒時の状況やバイタルサイン，一般状態を含め医師に報告する。経過観察となった場合も一定時間，同様の観察を行い，異常の早期発見に努める
③これらに判断はすべて現場任せにせず，医局との十分な議論を重ねるなどして，各病院で報告や観察に関する基準を設けるべきことを付記する
④家族への連絡は，症状や時間帯を考慮しながら，施設内で基準を設け，遅滞のないようにする
⑤再発防止策やケアプランを検討する

【事例2】保護室内において心肺停止状態で発見された事例―事故の概要

　患者Sは統合失調症で過去5回の入院歴のある60代の男性である。今回の入院は被害関係妄想を主症状として，近隣住民とのトラブルを契機に医療保護入院となり，入院日より隔離継続していた。入院3日目の18時00分，看護者が夕食を配膳しました。その後，配膳を終え18時31分ころ訪室すると，口腔内に食事を詰まらせ，トイレ便器を抱きかかえるような格好でうずくまっていた。すでに意識もなく心肺停止状態であった。すぐに看護者は当直医に電話報告し，駆けつけた医師と蘇生を試みたが，その甲斐もなく死亡確認に至った。家族は看護者から連絡を受けて駆けつけ，医師より発見時の状態や経過について家族説明の後，最寄りの警察に届出（検視要請）を行った。

●事後対応の要点

　窒息事故への対応は異物除去と救急蘇生を優先させるべきであり，発見時，看護者がどのような処置や蘇生術を施したのか，あるいは応援や報告体制も検討の対象となるだろう。事例では医師に電話連絡しているが，心肺蘇生を要する状況では何よりマンパワーが必要となる。そのためEMコールなどで1分1秒でも早

く，応援人員を確保することが求められる。

　死亡確認した後は医療チューブ，医療機器などはそのままにしておく。これは「異状死」と判断した場合の医師法第21条による異状死体の警察への届出義務にもとづく検視(刑法第192条，刑事訴訟法第229条)に備えるための措置である。この窒息などの不慮の事故は，日本法医学会が『異常死ガイドライン』の中で異状死として公表している。しかし，異状死に対する解釈の点でも意見が分かれている現状があります。看護管理者はそのことを熟知して，上席医師との調整や看護者に対する指示が求められる。

　これら踏襲すれば，窒息事故における対応の要点は以下のようになる。

① 救命・救急処置に全力を尽くす。窒息物除去や一次救命処置（BLS：Basic Life Support）を適切に行う。
② 大声で近くスタッフの応援を求める，EM コールをかける（一斉放送などで1分以内に，医師や看護者が現場へ急行できるシステムを作っておく）
③ 併せて，上席医や看護長など上司に連絡し，医療上の指示と応援を仰ぐ
④ 処置や経過に対する記録係を決め，記録漏れがないように配慮する
⑤ 窒息事故の残食や窒息物などの証拠物品や現場保存に努める
⑥ 家族等への連絡はただちに行い，連絡時間を記録する
⑦ 家族への経過説明や警察検視に備え，説明担当者は正確な事実経過を再確認する。それにあたって看護者は，過去の誤嚥や窒息の既往，アセスメント情報，最近の状態などの情報について確認整理するなどの配慮を行う

（川田和人）

引用・参考文献

Advance

1) 東京都病院経営本部サービス推進部：医療事故防止マニュアル　医療事故が起きたら，2008.
2) 渡辺謙一郎ほか：突然死のマネージメント．臨床精神医学，アークメディア，P22-26, 2005.
3) 日本精神科看護技術協会監修：実践　精神科看護テキスト第7巻　看護管理／医療安全／関係法規．精神看護出版，2007.
4) 日本法医学会：異状死ガイドライン．日本法医学雑誌，p357-358, (48) 5, 1994.

5 看護管理

4 情報管理

● **基本的考え方**

　電子媒体（パソコンなど）の普及により，個人データを大量に蓄積・保有することのできる情報化社会が実現している。医療機関においても，その取り扱いを間違えれば看護者本人の意思に限らず個人データが大量に流失することになる。個人情報の流出防止が情報管理の最大の問題であり，情報漏洩防止の意識を高めるための研修等が必要とされている。

　2005年には「個人情報保護法」が全面施行された。この法律は「個人情報の有用性に配慮しつつ個人の権利権益を保護する」ことを目的とした法律であり，また「個人情報の自己コントロール権」を明確に規定している。精神科医療の現場でも，この個人情報の「有用性」「保護」「開示」に留意した情報管理をしていかなければならない。保健師助産師看護師法，精神保健福祉法にも守秘義務規定があり，違反した場合には刑罰が科される。

　情報開示について厚労省の「診療情報の提供等に関する指針」（2003年9月）では「患者が診療記録（カルテなど）の開示を求められた場合，原則として応じなければならない」とされているが，これは指針であり，医師の裁量に任せられている。これに対し，<mark>個人情報保護法では開示すると患者本人の治療に重大な影響があるなどの例外を除き</mark>，非開示は認めていない。理由のない非開示により患者の苦情が発生した場合，行政は開示を勧告・命令し，従わない場合は刑事罰が科せられる。

　医療における情報開示の高まりは，受けている治療への関心の高まりと，医療事故など医療に対する患者・家族ら医療消費者の不信感を背景としている。病院

は開示請求に備え開示のためのマニュアルを整備し，速やかに対応できるようにしておかなければならない。

①個人情報の保護

　個人情報保護一般についてのマニュアルを作成し，病院において情報をどのように取り扱うかを明確にする。個人情報保護についての責任者も決めておかなければならない。具体的には，以下のことが必要である。
●患者より知り得た情報の取り扱いについて，患者・家族に説明をする。
●個人情報の取り扱い方について詳細なマニュアルを作成し，職員に保管場所・情報の外部持ち出しの禁止などを指導し，徹底する。責任者は規定などが守られているか，定期的な確認を行う。
●施設に出入りする外部者に対して，情報取り扱いに関する誓約書を作成する。看護学生，家族，ボランティアなどを含め部外者の写真撮影なども場合によっては制限する。メールあるいはSNS（Social Networking Service）の発達により，携帯電話を使った情報の発信が容易となった。これによって患者の写真や個人情報がみだりに外部に公開されることも考えられるため，これらの使用についてもマニュアルに規定する。

　また，個人情報の外部持ち出しに関する許可と制限について，またパソコンやデータ保存物へのID・パスワードなどセキュリティの徹底など，保管管理の方法について明確にしておく。

　なお，情報漏えい発生時の対応をあらかじめ決めておき，手順に従い迅速に対応する。具体的には，いつ，どこで，どのようにして個人情報が流失したかについての事実確認，流失の事実，対応を関係者に連絡，被害者への説明（事実と被害予測），という流れとなる。

②診療録等の開示

　開示請求が出た場合の手続きを定めておき，カルテ開示を求められた場合は，その手続きに従って速やかに開示する。開示を拒否できるのは，患者本人または

第三者の身体，財産，その他の権利権益を侵害するおそれのある場合などに限定されている。

③診療情報の第三者への提供

個人情報の第三者提供は，原則として本人の同意を得る必要がある。同意を得る方法には，直接，本人から同意を得る方法の他に，個人情報の利用範囲について院内に掲示し，患者個人から同意しないとの意思表示がない場合には「黙示の同意」とみなす方法もある。カンファレンス，研修会における事例検討のように個人情報を利用する場合にも原則として同意を得る必要があるが，病院内での利用は第三者提供にあたらない場合もある。

④病院情報の開示

診療録等の開示のみならず，病院の取り組んでいること，医療事故対策などの病院情報は積極的に公開する。病院情報の開示は，患者の不信感を取り除く方法の1つでもある。

Advance
「保有個人データの開示」の原則と開示拒否の要件

個人情報保護法第25条には，個人情報取扱事業者は「本人から，当該本人が識別される保有個人データの開示（当該本人が識別される保有個人データが存在しないときにその旨を知らせることを含む）を求められたときは，本人に対し，政令で定める方法により，遅滞なく，当該保有個人データを開示しなければならない」と定めている。ただし，開示することで**表1**のようなことが起こりうる場合には例外として開示を拒みうるとされている。

理解，判断能力が十分回復しておらず病状に影響する急性精神病状態，行動化のおそれのあるパーソナリティ（人格）障害患者などからの開示請求にどう答えるか「開示拒否」をめぐる問題は，精神科領域では微妙な問題をはらんでいる。

しかし法の原則からして，閉鎖病棟に入院中でも問い合わせ，開示請求できる

利用者窓口機能が確保されていなければならない。「医療・介護関係事業者における個人情報の適切な取扱いのためのガイドライン(厚生労働省)」も「障害のある患者」への配慮が必要であるとしている。

(吉浜文洋)

表1　開示を拒否できる場合

(1) 本人又は第三者の生命，身体，財産その他の権利権益等を害するおそれ
　・家族からの情報を家族の意向を聞くととなく患者に情報提供することで患者と家族などの関係者の人間関係が悪化する恐れがある
　・配慮した説明でも患者本人に重大な心理的影響を与え，治療に悪影響を及ぼす
(2) 業務の遂行に著しい支障を及ぼす
(3) 他の法令に違反することになる

5 防災対策

基本的考え方

　災害対策基本法は，災害を「暴風，豪雨，豪雪，洪水，高潮，地震，津波，噴火その他の異常な自然現象又は大規模な火事若しくは爆発その他その及ぼす被害の程度においてこれらに類する政令で定める原因により生ずる被害をいう」と定義している。

　地域性・建物の状態等からどのような災害が発生する可能性があるかを想定し，発生時の対策を立てておく。まず，患者の安全が最優先であり，個別対応（行動制限の患者・症状・服薬状況など）しなければならない患者を事前に確認しておく。災害発生から時間の経過ともに必要とされるケアが変わってくるため，災害発生からの時間経過に合わせた対策を立てておく必要がある。また，地域との連携，安否確認の方法などを整えておく。

①防火対策

　日頃から避難方法を患者に説明し，避難訓練などを実施する。隔離室（保護室）など閉鎖されている部署や自力での避難の困難な患者の多い病棟，閉鎖病棟などの避難誘導体制を整備しておく。防火点検は徹底しなければならない。
〈防火対策のポイント〉
●日頃から火元となるところを点検する。
●消火器や施設内消火設備の正しい取り扱いをできるようにしておく。また，火災発生時の職員の役割を明確に行動できるようにしておく。

●避難誘導の手順を確認し迅速に対応できる体制を整えておく。また，隔離室使用者，身体拘束の患者は，すべての職員が把握できていなければならない。

②防災対策（水害・大地震対策）

　河川に近い施設などは，水害発生時の避難体制等を整備しておく。近隣の病院（精神科・一般）との協力体制の確認も必要である。
　2011年3月11日に発生した国内史上最大のマグニチュードを記録した東日本大震災による被害を教訓に，大地震発生時の患者・職員の安全の確保，病院の円滑な運営のために可能な限り食料，飲料水等を準備し，ライフライン切断に対応できる体制を整えておく。
〈防災対策のポイント〉
　地域性を考慮した防災マニュアルを作成し，それに基づく訓練を患者の参加も得て行う。災害が発生したらライフラインの停止，食料，医療品の補給が止まることを考慮しておく。マニュアルには，以下のことが記載されていなければならない。
●災害発生時の避難路と避難場所
●発生時の職員の召集方法
●災害対策組織と発生時の職員の役割
●災害発生時の必要備品および備蓄（発電機・無線機・燃料・ビニールシート・医療品・縫合セット・紙おむつなど）
●災害発生時食糧の備蓄と緊急用調理器具
●他病院，業者との連絡体制

Advance

震災時にそろえておく備蓄品

　2011年3月11日に発生した東日本大震災時には，防災（震災）時を想定し備蓄を行なっていた病院もあったが，一部の病院ではほとんど準備ができておらず，暗闇のなかロウソクの火だけで一夜を明かした病院もあったと聞く。

震災が発生した場合，何を準備するかは病院の規模，既存の設備，立地条件や震災の大きさや範囲でも大きく異なる。ここでは，東日本大震災を体験から立場から，今後予想される震災においてライフラインの停止に直面した場合，ライフラインの復旧までの間を耐えるために必要と思われる最低限の物品の備蓄について解説したい。

★

　精神科病院は患者の生命を守り治療を提供していく場であるが，入院患者が生活をしていく場でもある。そのために，治療に必要なものはもちろんのこと，衣・食・住に関連する物品の備蓄は不可欠である。以下の解説は，建物の破損はあっても，崩壊などの恐れや水害（津波）などの被害がなく平常通り使用できる状態を前提としている。

　「衣」については，屋外に一時避難する場合などを考え防寒具になるものが必要となる。また，布オムツを使用している病院の場合，リネンを供給する会社が被災し，すぐに稼動しないことが考えられるので，紙おむつなどを使用する分を計算し備蓄をしておく。参考として**表1**と**表2**に当院の紙おむつの備蓄量と災害対策備品リストを挙げる。

　「食」については，食料の備蓄と調理器具（オール電化の病院はそれに変わるもの）などの準備をしておくことが大切である。内容についても少ない人員で準備でき，食器を使用しないで，すぐにどこでも食べられるものが望ましく，食事を外部委託をしている施設では委託会社のバックアップ体制を確認しておく。この場合でも，交通の遮断により食事の提供ができなくなることも想定し準備をしておく。

　1人1日2リットルが必要だとされている飲料水については，病床数の多い病院は確保が難しくなる。長期間の水道の断水に対しては，貯水タンクでも大きな揺れで配管が破損し，貯水タンク自体が損傷し飲料水が流失することもある（筆者の病院で実際に発生した）。もし，そうした事態に対処できる体制を考えておく必要性がある。井戸水を利用できる病院でも停電によってポンプが使えなくなることがあるため，専用の発電機を設置する。

　「住」に関しては，病棟が使用できる状態であっても停電や断水が続く場合，小型発電機やライト（地震の際のロウソクの使用は火災の危険性がある），病棟

5 防災対策

表1　紙おむつの備蓄量（布おむつを使用している療養病棟の場合）

品名	数量（枚）	ケース	
①テープ止めタイプ			
横モレ安心テープ止め（S）	88	1	
（M）	980	12	
（L）	136	2	
②尿取りパット			
尿取りパットスーパー女性用	396	2	
外モレ安心パット男女兼用	360	2	
一晩中安心パットウルトラ	216	2	
③パンツタイプ			
リハビリパンツスーパー（M）	240	3	
（L）	216	3	
（LL）	64	1	

紙おむつ使用は布おむつと併用し，在庫の消費をできるだけ抑える。
そのほかの病棟では使用者（1日平均使用量）に合わせたものを3日分以上用意しておく。
当療養病棟の病床数は47床，そのうち約30名がおむつを使用。

表2　災害対策備品リスト

石崎病院の病床・職員数
病床数：291床（2011年4月現在）　職員数：206名（看護職：144名）

物品名称	個数	管理責任	備　考
小電力トランシーバー	7	各部署	各病棟・本部
メガホン	3	該当部署	1病棟・5病棟・本部
発電機	2	施設	1台約10時間（低出力）
発電機用ガソリン	1	施設	20リットル（発電機内とは別）
照明器具（投光器）	2	施設	
延長コード	3	施設	
ブルーシート	16	施設	厚6・薄10
ヘルメット	11	設置場所各位	病棟各1・管理棟2・医局2

レクリエーションなどのために購入してあるコンロ・鍋・テント（運動会時用）・ビニールシート・ゴザ・鉄パイプ・ペグ・電気（ライト）・おやき焼き用コンロなどは備品に含まないが，災害発生時は効率よく使用する。

間の連絡などにトランシーバーが有効となる。また，トイレの確保が断水・排水管の損傷で使用できないことがある。身近なものとして，大きな厚手のビニールシートは利用価値が高い。屋外に避難する場合の防風，防寒，防雨にもなり，広げて雨水を受けバケツに溜め，水洗トイレなどに使用することができるためである。

　治療に関する医薬品なども入荷が不可になることあり得るため，最低限度必要な種類を数週間分，外傷などの治療に対応できるように必要物品を備蓄しておく。また，車いすを使用しているなど単独で避難できない患者の場合，エレベーターが使用できなくなった際の避難方法や避難器具も確保しておく。

　東日本大震災は多くの病院に甚大な被害を与え，多くの教訓を残した。備蓄があっても建物の損傷や整備不良で使用できないこともあるので，備蓄装備品の保管場所を分散する方法や場所の見直し，整備点検を日ごろから行なえるような体制と実際に行動できる対応マニュアルの作成や訓練を日ごろから行なうようにする。

（松永　晃）

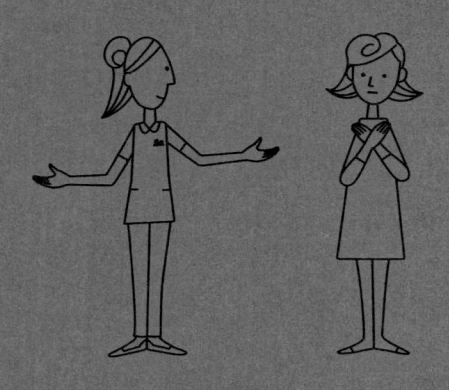

6 看護職への学習支援と臨床看護研究

6 看護職への学習支援と臨床看護研究

1 看護職への学習支援

● **基本的考え方**

　医療の高度化，入院の短期化，患者への消費者意識の浸透，安心・安全な医療への国民の厳しい目など，医療環境は変化を続けている。このような医療状況の中で，医療専門職には常に学び，より時代に即応した高い資質を維持，向上させる姿勢をもつことが求められている。看護職もまた高い看護実践能力を保ちつづけるために，専門的な知識・技術・態度の獲得をめざして学ぶ力をもつことが必要である。看護職は専門性を志向するとともに，ジェネラリストとしての看護実践能力を身につけ，安全で安心な医療に貢献することを期待されている。

　看護部門では，教育委員会等の担当が中心となり，対象者（経験年数別，キャリアラダー別）の必要性に焦点を当てた研修が企画運営されなければならない。その際，現任教育は，業務を通して学ぶことを中心としたものであることを念頭に置かなければならない。病院内での現任教育は，主に集合教育，OJTの形式で行われる。職能団体や行政等の主催で行われる講習や研修会に派遣し，職員の能力開発，人材育成をはかることも大切である。

　新人看護職員の看護実践能力が臨床現場で求められる水準に達していない現状が，さまざまな方面から指摘されている。厚労省の指針などを参考に，新人看護職員の研修を充実させなければならない。

①現任教育

〈集合教育〉

　患者の安全確保，感染管理，患者の権利擁護，医療倫理，接遇，個人情報保護などをテーマとする研修は，すべての医療機関において職員全体の参加で行われる必要がある。精神科医療関連の研修テーマとしては，精神保健福祉法の理解がまずあげられる。その各論として，隔離・身体拘束，通信・面会などの行動制限，退院請求や処遇改善請求など，精神科医療固有の権利擁護などが取り上げなければならない。医療安全についても精神科医療の特性を踏まえた研修が必要である。

〈OJT：on the job training〉

　看護職の看護実践能力とは，患者に潜在する問題の予測や起きている事態を的確に判断する能力を基礎として，必要な知識や技術を駆使するという「状況と知識を統合する能力」である。このような実践能力は免許取得後に臨床現場における患者とのかかわりを通してしか培うことができない。したがって看護職の臨床研修は，実務につきながら行われるOJTが基本となる。

　実践場面において，個々の看護職がその能力や動機づけに沿って自ら学ぶことのできる環境を用意し，個性を尊重しつつ，能力を最大限に発揮できるよう学習支援していくことが大切である。新人看護職員（プリセプティ）に先輩である担当者（プリセプター）がつき，固定したペアで日常業務の中で職場に適応するための支援を行うプリセプターシップによる新人教育も，OJTの1つである。

〈評価について〉

　看護職の看護実践能力は，①看護過程を展開する力，②自己学習能力，③リーダーシップ，④専門職業人としての自覚・行動という側面から評価できる。

　自己評価を基本とし，少なくとも学習支援者との相互評価でなければならない。学習支援者には，学習目標に向かって成長していることを学習者が自己評価できるようなかかわりが求められる。学習プログラムそのものも看護職個人の学習をどれだけ促進したか，あるいは妨げたかという観点から評価する。

②新人看護職員研修

　「保健師助産師看護師法」改正（施行平成22年4月）で保健師，助産師，看護師及び准看護師は，免許を受けた後も，臨床研修等を受け，その資質の向上に努めなければならないことが明記された。また，「看護師等の人材確保の促進に関する法律」（施行平成22年4月）には，①病院等の開設者は，新人看護職員が研修を受ける機会の確保のため，必要な配慮を行うよう努めなければならないこと，②看護職本人の責務として，免許取得後も研修を受けるなど，自ら進んで能力の開発・向上に努めること，③病院等の組織においては，看護職に研修を受ける機会を確保すること，が明記された。また，国は看護職の研修等による資質の向上に関する財政，金融上の措置を講ずることが努力義務として規定されている。

　厚労省の「新人看護職員研修ガイドライン」は，新人看護職員が基本的な臨床実践能力を獲得するための研修が実施できる体制整備をめざして作成された。研修内容（103項目）は，「看護職員として必要な基本姿勢と態度（16項目）」「管理的側面（18項目）」「看護技術（69項目）」からなる。精神科のみでこれらの技術を習得するのは，困難である。近隣の内科や外科と研修や派遣を含めた連携が必要である。

③看護職のキャリア開発
―看護職個人の"生き方"へのニーズと組織の活性化へのニーズ

　キャリア開発の「開発」には，個人の成長という側面と，組織が個人の力を引き出し活用するという側面がある。1人1人の看護職が自分の能力を十分に発揮でき，キャリア（生涯に渡る職業経歴）を積むことができれば，その成果は組織に還元され，組織が活性化する。組織目標と合致した，以下のような看護職個人のキャリア開発の設定が必要である。
- ジェネラリスト（知識や技術を多方面・広範囲に発揮する看護職）をめざす。
- スペシャリスト（特別な分野において特別な知識や技術を発揮する）をめざす。
- 看護管理者をめざす。

Advance

新人看護職員研修ガイドラインに沿った新人看護職員研修をどのように実施すべきか

　新人看護職員が自分の知識・技術の不足や医療事故への不安に悩み，早期に離職するという現象が生じている。看護者が高い臨床実践能力を獲得するには看護基礎教育だけでは難しく，看護の質の向上・医療安全の確保・早期離職の防止という観点から新人看護職員を迎えるすべての医療機関で基本的な臨床実践能力を獲得するための研修体制の整備が求められている。そして，新人看護職員は新人看護職員研修で修得したことを基盤に生涯にわたって自己研鑽を積み重ねる。

　以下，4つの局面から解説する。

●新人看護職員研修における組織体制の整備

　新人看護職員を支えるためには，全職員が新人看護職員に関心をもち，みんなで育てるという組織文化の醸成が重要である。さらに，新人看護職員の研修体制としては，実地指導者，教育担当者，研修責任者というそれぞれの役割を誰が担っているのかを互いに認識し，研修プログラムの策定・企画および運営を行う委員会などと連絡調整を行っていく必要がある。

　実地指導者は新人看護職員に対して，臨床実践に関する実地指導・評価等を行う。そのため，看護者として必要な基本的知識・技術・態度を有し，教育的指導と精神的支援ができる者が担当することが望まれる。

　教育担当者は各部署で実施する研修の企画・運営を中心に行うととともに，実地指導者への助言・指導，また，新人看護職員への指導・評価を行う。そのため，看護職員の模範となる臨床実践能力，チームリーダーとしての調整能力および教育的役割を発揮できる主任看護師などが担当することが望まれる。

　研修責任者は教育担当者，実地指導者および新人看護職員の研修プログラムの策定，企画および運営に対する指導・助言を行います。そして，研修のすべての過程において責任を負う。そのため，他の医療機関や教育研修委員会，各部署の病棟管理者との連携調整を図ることのできる教育担当副看護部長などが担当することが望まれる。

●新人看護職員を支える組織体制

　精神科領域における新人教育では，チームよる支援を取り入れたプリセプターシップが有効である。プリセプターシップは臨床現場でプリセプター（実地指導者）がマンツーマンで一定期間，プリセプティ（新人看護職員）の新人教育や精神的支援を行う方法である。しかし，精神科病院の臨床ではプリセプターとプリセプティを常に同じ勤務にすることには限界がある。また，直接指導をしないスタッフからのプリセプティに対する苦情をプリセプターが背負い込むこともある。そのため，各部署で研修会を行い，プリセプターのみが指導・教育を行うのではなく，全看護職員で新人看護職員を育て，新人看護職員が採用一年後に所属部署の新戦力となるためのサポート体制を整えることが大切だ。

●病院概要を説明した冊子とキャリアファイルの活用

　看護者は免許取得後も研修などを受け，生涯にわたり自己啓発し，資質の向上を図るように努力する義務がある。そして，看護者として自分の能力を十分に発揮し，満足のいくキャリアを積むことで，結果的に組織に還元され組織目標が達成されることが望ましい姿である。そのため，入職時に勤務する施設の沿革や理念，教育体制，委員会組織，勤務体制などの病院概要を説明した冊子を配付することは，新人看護職員が1日も早く専門職業人として自覚し行動するうえで効果的である。さらに，その冊子にキャリアファイルとしての機能をもたせることで，新人看護職員がみずからの目標を記載し，研修履歴や業績，研修プログラムや修了証，レポートなどをファイリングして自分で保管することができる。そして，看護管理者とともに組織目標と合致した看護者個人のキャリア開発を設定し，研鑽を続けていく中で学びの軌跡を確認することができる。

●他の医療機関との連携

　小規模ないし単科精神科病院においては，新人看護職員としての到達目標に記載されている基本的看護技術13領域69項目すべてを体験することは難しいことがある。このような場合，新人看護職員研修の受け入れ（医療機関受入研修事業）を行っている近隣の医療機関に申し込み，一般病棟や救急病棟における看護を経験するなかで，新人看護職員に基本的看護技術項目を体験してもらうことが

望まれる。

　そのとき，日ごろから一般医療との病診連携・病病連携を積極的に行っておくことが大切である。すなわち，新人看護職員研修ガイドラインに沿った新人看護職員研修を行うためには，近隣の医療機関と互いの事情を理解しあい，新人看護職員の基本的看護技術の到達目標を共有していくための土壌が必要である。また，新人看護職員がガイドラインの趣旨を十分に理解し，自組織を代表して外部組織で研修させていただくという心構えをもてるように指導・教育を行っておく必要がある。

（村上　茂）

事例　能力はあるが自信がない看護者をキャリア面接で後押しした事例

卒後13年目で精神科身体合併症看護領域認定看護師を取得したT看護者の語り

　『私が認定を取得するなんて自分でもびっくりなんです。昔から自信がなく，前には出ないタイプでしたから。母親が看護者をしていた影響でなんとなく看護者になりましたが，精神科看護は私にとって未知な世界でした。最初に配属されたのが老人の療養病棟で，そこで拘束されているお年寄りの姿には心が痛みました。

　私が看護者としてやりがいや自信を得たのは精神科急性期で働いた7年間でした。神経症やうつ病の人を受け入れる病棟で，かかわりは難しかったけれど，精神科看護への情熱や誇りをもった上司や先輩がいて，その中で働くことが楽しかったです。そのころ，みずから院内の精神専門研修で事例検討会に参加しました。受け持ち患者の事例を他部署の人と検討し患者理解を深めることはとても新鮮で，実践しているプライマリーナーシングの意味を発見できた楽しい研修でした。でも，自殺などの事故が発生した時，どう行動したらいいのか頭ではわかっていても，行動できない自分が居て，身体科の看護経験を積む必要性を感じていました。その時上司がキャリア面接をしてくれました。私は思い切って気持ちを伝えました。そうしたら「合併症病棟に異動しては？」と言われ，決心できました。自分からは言いだせなかったと思います。背中を押してくれてありがたかったです。

　合併症病棟で実践トレーニングを積み2年経った時，上司の推薦で院内のリーダーシップ研修を受講しました。研修では自分の看護観と組織の中での役割について考える機会をもちました。そのころ私は合併症治療において身体治療が優先され心が置き去りにされること，反対に身体徴候を精神症状として観ることで大きな合併症が見落とす現状について悩み，自分1人ではどうしようもない思いを抱えていました。2日間の研修の中でそんな自分の葛藤や焦りを客観的に振り返り，アドバイスを受けたことでチームの中で自分がどうしていったらいいのか，光が見えた思

いでした。
　今回，組織の中で「合併症の認定看護師を」という話があった時，今の上司が「精神も身体も観て看護できるのはTさんしかいない」と推薦していただき，私でもいいのかな，やってみたいと思ったのが取得のきっかけとなりました。
　私が認定として今後どのような活動をしていくかは正直まだとっかかりしか見えていない現状です。でも，心に思うことが1つあります。精神障がい者が1人の人間として大切にされ，高度な医療が必要になった時，あたりまえにインフォームドコンセントを受け自己決定できるような医療を提供するには，看護がもっと力をつけ，医師と対等に話ができないといけないと思います。私にできるかどうか不安ですが私の背中を押してくれる上司がいるこの組織でならやっていけるかもと思っています』

★

　私の所属する病院の看護部のキャリア開発プログラムは，個々が組織の目標を踏まえ，みずから臨床実践能力の向上に取り組めるよう，クリニカルラダーを導入しています。組織は，理念のもと施策を示し期初面接で職務課題とラダーに応じた育成研修を提示します。その時，重視しているのがキャリア面接です。職場異動や育成計画に取り入れ個人のキャリアデザインや学習ニーズを尊重し支援することで看護者個人の能力を充分に発揮してもらいます。専門・認定看護師などのスペシャリストの道を進むものには支援を行い組織に還元してもらいます。
　個人は入職後，配属された部署でOJTや集合教育・院外の研修に自主的に参加し，ジェネラリストとしての実践能力の向上に努めます。その中でキャリア面接を受け，キャリアデザインを描き，組織の中で看護者としての自己実現をめざします。
　個人のキャリアデザインはどのように描かれるのでしょうか？　看護者として働く中で多くの経験をし，自分が看護者として大切にしたい価値（キャリアアンカー）を発見すること，看護人生の分岐点で迷い，決断する中で描かれていくのではないでしょうか。大切なのはOJTでどのような看護経験を積み重ねるか，そしてその経験を集合教育などで意味づけられることが重要であると考えます。
　T看護者は精神科急性期病棟で精神科看護者として大切にしたい看護の価値を抱きました。それは現場でロールモデルに出会ったこと。日々の実践と，集合教育の事例検討会で看護を意味づける喜びを実感できたことが影響していると考えます。
　しかしその中で身体看護についての課題について向きあいたいと考えていました。看護者として育つ中で，自己の課題に取り組むモチベーションが高まったのでしょう。それを上司は見逃すことなくキャリア面接し異動に結び付けました。能力は高いのに，みずからアピールすることのないT看護者の性格を見抜き，信頼関係の中でタイムリーにキャリア面接を実施したことでキャリアを支援することができました。
　合併症病棟で働きだしてからのT看護者は前にも増して能力を発揮し，スタッフ

へ良い影響を与えていました。しかしチームの中での自己の存在については十分意識できず，個人としての悩みや思いを抱えていました。この時リーダー研修を受講したことで，組織での役割意識を高め，チームで質の高い看護をめざすために自分ができることを実行に移していきました。そんな中で認定看護師の推薦の話がありました。信頼している上司から太鼓判を押されたのです。もう迷いはなかったと思います。

　認定資格を取得したＴ看護者は，合併症病棟で精神と身体が切り離されることなく，1人の人間として理解し看護していきたいという思いを語りました。そして医療者中心に進められている高度医療の現状に疑問を抱いていました。「精神障がい者の人権擁護の姿勢」それはＴ看護者のキャリアを流れる1本の線であると強く感じました。

（国本京美）

・・・・・・・・・・・・・・・・・・・・・・・・事例のポイント・・・・・・・・・・・・・・・・・・・・・・・・

- ラダーに応じた集合教育はOJTの看護経験を意味のあるものにする。
- 上司はスタッフのモチベーションの高まり，あるいは迷いを見逃さず支援する。
- 信頼関係に基づくタイムリーなキャリア面接は個人キャリアを支援する。

6 看護職への学習支援と臨床看護研究

2 臨床看護研究

● 基本的考え方

　ここでいう臨床看護研究は，臨床の看護者が臨床上の課題を解決することを目的として臨床現場で行う研究のことである。臨床看護研究は，臨床の看護者が自らの問題意識に基づいて取り組むことで看護実践の向上や業務改善に結びつく研究となる。研究の学会等での発表は，研究が第三者の目を通して検証される機会となり，全国レベルでの発表であれば精神科看護の水準を引き上げることに貢献できる。

①臨床での研究への取り組み

　日常の看護を行ううえで感じる疑問や問題を研究課題として取り上げた臨床研究は，直接，看護実践に還元することができる。「看護研究」を通して経験が整理されることで患者理解が深まり，病棟の雰囲気やケアが変化していく。臨床現場で，「これまでの方法が通用しない」「これまでの考え方が疑わしいものに思える」というような事態に遭遇することが研究への動機となる。このようなことを契機に取り組まれた臨床看護研究は，保守的でステレオタイプに陥りがちなものの見方を変え，臨床を変える力となる。

　また，看護実践を振り返ることで，その病棟や病院にこれまでなかった新たなものの考え方（概念）が発見できれば，それも研究的な価値をもつ。その際，看護記録，その他の記録が研究の素材となるので，記録の質が問われることになる。

2 臨床看護研究

　看護実践の過程で感じた疑問は，文献にあたることで答えが見つかる場合もある。あるいは，ケアプランの変更，業務の手直しで解決できることもある。このような方法で疑問が解消しない，問題解決がはかれない場合に系統的に問題を追究することになる。この場合の臨床看護研究では，研究目的，方法，データの収集，分析方法などを明確化し，見通しをもって研究に取り組む。

　臨床で起きる問題の要因は複雑に絡み合っており，そのすべてを研究のなかに取り込もうとすると，混乱する。何が研究疑問になりうるかを検討し，研究テーマを絞り込む必要がある。研究テーマを絞りこんだら，テーマと関連するキーワードを手がかりに総説，概論論文，展望論文（レヴュー）にあたって，その領域の研究の現状を確認する。あるいは，文献検索で研究状況を把握する。データ収集にあたっては，倫理的配慮を怠らないようにする。施設に研究倫理審査委員会がある場合には，倫理審査が必要となることもある。

Advance

臨床における研究をサポートする院内の体制

●看護研究発表会に参加できる体制

　次年度に看護研究に取り組むスタッフ（以下，研究者）は，今年度の院内外看護研究発表会で看護研究のプレゼンテーションを聴くことで，次年度に発表会で看護研究をプレゼンテーションする自分たちの姿をイメージし，モチベーションを高めていくことができる。年々看護研究発表が盛んになり，優秀な研究論文が発表されているなかで，研究者が次年度の目標を明確にしておくことはとても重要である。

●看護研究研修会に参加できる体制

　研究者は各施設や日本精神科看護技術協会などが主催する看護研究研修会に参加して，看護研究を作成する一連のプロセスを学ぶ必要がある。研究者が必ず理解しておくべきことは，研究に関する倫理的配慮の側面である。具体的には，研究に際して，「研究協力者の人権が守られているか？」「研究のための研究になっていないか？」「この研究によってその成果を今後の治療・看護に還元できるか？」「この研究で医療従事者の成長（発達）につなげることができるか？」「先

行研究があり，同じ結果を得るために研究協力者に再び負担をかけることにならないか？」などの理解である。

　研修会では，看護研究の目的，意義，方法，文献検索の仕方，看護研究計画書の書き方，看護研究倫理委員会の目的やその審査を受けるために提出する資料，看護研究の抄録や論文のまとめ方，看護研究発表会までのスケジュールの立て方，プレゼンテーション資料の作り方などを倫理的配慮の側面に触れながら具体的に説明されるだろう。研究者が「この研究を実施することは，研究協力者に多少の負担をかけることになるかもしれないが，倫理的に配慮し，この研究で得られる成果を是非患者様に還元したい」という誠実さを身につけること必要がある。

●看護研究倫理委員会の審査を受けられる体制

　看護研究倫理委員会では，研究者が研究プロセスの全段階において研究協力者の権利を擁護できるように倫理的な配慮がなされているかを書類で審査する。それによって研究者も研究を実施するうえで生じてくる倫理的問題にあらかじめ対処することができる。たとえば，研究者が鍵をかけずにキャビネットに研究データを入れておいて紛失したとなれば，それは倫理的配慮に反した重大な問題となる。

　看護研究倫理委員会には，看護研究計画書，研究協力者にわかりやすい文章で記載された研究協力の説明書および同意書，アンケートやインタビューの質問項目や実施方法，介入プログラムなどの内容やその手順，使用する尺度とその質問項目および尺度が掲載されている文献などを提出する。そして，看護研究倫理委員会が吟味した内容を研究者に説明し修正を求めて，病院としてその研究の実施を承認しなければない。

●看護研究のスーパーバイズを受けられる体制

　研究では，対象者への介入プログラムやインタビューなどが順調に進むとは限らない。また，研究者は看護研究研修会では理解していても実際に論文をまとめる段階になるとどうしたらいいのかわからなくなる場合がある。良い論文を作成するためには，用語の一貫性・文章形式の一貫性・テーマに対する論点の一貫

性・論文全体の流れの一貫性・序論で示した問題点と考察で得られた答えとの一貫性などを整える必要がある。そのため，研究者は適時，病棟管理者や外部のスーパーバイザーなどに看護研究作成の経過を報告・連絡・相談し，指導・教育を受けられる体制が必要である。

(村上 茂)

事例　研究を成功に導いた集合教育と個別指導の事例

　私の勤務する公立病院では，まず次年度に看護研究に取り組みたいスタッフ（以下，研究者）が病棟会などで所属部署の病棟管理者や病棟スタッフにその旨を申し出ます。それは，研究者が所属部署を研究フィールドとして，病棟管理者や病棟スタッフの協力を得ながら看護研究を進めていくためにとても大切なことだと考えています。

　そして，研究者は今年度の院内外看護研究発表会に参加し，看護研究のプレゼンテーションを聴き，看護介入やデータ収集などで工夫した点や苦慮した点などを活発に質問することによって学びを深め，モチベーションを高めていきます。

　さらに，研究者は看護部看護研究委員会および外部講師による院内看護研究研修会に参加します。研修会では，看護研究の目的・意義・方法，文献検索の仕方，看護研究計画書の書き方，看護研究倫理委員会の目的やその審査を受けるために提出する資料，看護研究の抄録・論文のまとめ方，看護研究発表会までのスケジュールの立て方，プレゼンテーション資料の作り方などを倫理的配慮の側面に触れながら具体的に説明していきます。その後，研究者はグループワークで話しあった臨床上の疑問を看護研究にするにはどうしたら良いのかと講師に投げかけます。研究者は講師とのやりとりを通して，"知りたいこと"を明らかにするために研究目的や方法を考えていき，研究疑問（リサーチクエスチョン）へとまとめていきます。

　病院では，国内医学論文情報データベースである医中誌Webを用いて文献検索をし，院内で文献複写サービスを受けることができます。これにより研究者は文献検索によって，他の人が何を疑問に思い，どのように考え，行動し，報告しているかを知ることができます。さらに，先行研究の有無を調べることで，この研究の位置づけを明らかにし，先行研究と同じ結果を得るために研究協力者に負担をかけるというリスクを避けることができます。しかし，病院に医中誌Webが導入されたからといって，研究者がすぐに文献検索できるようになるわけではありません。研究者が文献検索のやり方を知り，文献検索を習慣化する必要があるのです。そのため，全職種を対象に医中誌Webによる文献検索の研修会が行われ，基本的な操作を学び，実際に文献複写サービスを活用するための取り組みを始めました。

　研究は，研究計画書に基づいて実施されます。研究計画書はいわば，研究の設計

図です。そのため，研究計画書は他の研究者に渡せば，同じ研究ができるように克明・詳細に記載されていることが理想です。また，誤った設計図からは求めている建物ができないように，誤った研究計画書から導き出された研究結果は妥当であるとはいえません。結果を再現することもできないでしょう。そのため，研究計画書の作成は研究のもっとも重要な段階といえます。研究計画書の作成に慣れていない研究者は悩むことと思います。そのため，研究の背景や意義，研究目的，研究方法，倫理的配慮などの書き方の相談に応じるアドバイザーが必要であると思います。そうした役割を，病棟管理者や精神看護専門看護師（CNS），看護研究委員がその役割を担っています。

　それでは，実際に私が研究者にアドバイスをしてきた内容を紹介します。これは院外看護研究発表会に抄録や論文を応募するときも指摘を受けやすい内容です。

「はじめに」で記載する内容

　「はじめに」では，研究者は臨床で体験した問題を述べ，"解決したい"と研究の動機を記載し，研究目的につなげようとします。しかし，その問題に応えてくれる妥当なテキストや先行研究があれば，研究を実施する必要性，すなわち研究の意義は乏しいものとなります。そのため，テーマに取り上げた研究の動機を述べ，先行研究を文献検索して，"まだわかっていないことだから明らかにしたい"という研究の意義を記載する必要性をアドバイスします。

「研究目的」と「実践目的」の表現の違い

　たとえば，〈認知機能が低く，他患者や看護師に攻撃的になりやすい統合失調症患者にアンガーコントロールトレーニングを実施して，怒りという感情のコントロールと暴力防止をめざす〉と記載したとします。しかし，それは看護実践の目的を表しています。そのため，それを研究目的とするためには，たとえば，〈対象者の認知機能レベルに合わせたアンガーコントロールトレーニングプログラムを実施することは，攻撃的になりやすい認知機能低下をきたした統合失調症患者の怒りの感情をコントロールするコーピングスキルを習得するうえで有効であるかを明らかにする〉などという表現にする必要があります。すなわち，研究論文では，「何を明らかにしたいのか」「結果として何を得たいのか」を考えて，「研究目的」としての表現に整理していく必要があるのです。

研究方法の記載

　研究方法では，研究デザイン，対象者，研究期間，介入方法，データ収集方法，分析方法，倫理的配慮の内容などを記載します。それは倫理的配慮を踏まえて研究を実施するうえで，誰が（Who），誰に（Whom），いつ（When），どこで（Where），何を（What），どのように（How）行うのかという具体的な内容を研究

論文の形式に従って記載したものです。そのため，研究者は5W1Hで研究方法を理解し，研究発表のプレゼンテーションを行うと聞き手にとてもわかりやすいことをアドバイスします。

結果（看護の実際）の書き方

結果の記載では，得られたデータや事実をありのままに記載すること，統計的な処理や検定の結果について，図・表を利用して，わかりやすくまとめることが大切です。

通常の看護研究では，事例研究や介入研究などの対象者は1名～10名くらいだろうと思います。また，倫理的配慮の視点から，同じ病棟では対象者を介入する群と介入しない対照群に分けられない場合が多いと思います。このような場合，その結果が介入の有無によるものとは断言できません。そのため，結果の記載では，介入前後での尺度などの客観的指標の変化だけでなく，対象者の状態の変化をなまなましく描写していくことが大切であることをアドバイスします。

考察の書き方

考察では，結果で得られたことと，これまでの文献でいわれていることを比較し，共通していたときにはその理由，異なっていたときはその理由について考え，述べていきます。また，考察の記述では，結果という事実の要約を書き，文献に基づいて解釈し，研究者としての意見を述べるという論理の3点セットをそろえた書き方をアドバイスしています。

院外看護研究発表会への抄録・論文の応募

私の勤務する病院では，看護研究発表会・院内研究交流大会という研究発表の場があります。そして，院外看護研究発表会に抄録や論文を応募する場合には，病棟管理者や精神看護専門看護師（CNS）が応募規程に応じて抄録や論文の指導を行い，演題申込みや論文投稿を行っています。

（村上 茂）

──────── 事例のポイント ────────

- 所属部署のスタッフ全員の協力を得る。
- 研究プロセスの全段階で倫理的配慮を図る。
- アドバイザーが研究者の個別相談に応じる。

参考文献一覧

- 日本精神科看護技術協会編：精神科看護基準．2005．
- 日本精神科看護技術協会編：精神科看護業務指針．2007．
- 日本精神科看護技術協会監修：精神科看護白書2006→2009．精神看護出版，2009．
- 吉浜文洋，末安民生編：学生のための精神看護学．医学書院，2010．
- 外傷ストレス関連障害に関する研究会，金吉晴編：心的トラウマの理解とケア 第2版．じほう，2006．
- マーク・レーガン著，前田ケイ訳：ビレッジから学ぶリカバリーへの道—精神の病から立ち直ることを支援する．金剛出版，2005．
- 中井久夫，山口直彦：看護のための精神医学．医学書院，2001．
- 宮坂道夫：医療倫理学の方法．医学書院，2005．
- 日本精神科看護技術協会監修，宮本眞巳編：精神看護学．中央法規出版，2006．
- 日本看護協会編：日本看護協会業務基準集2004年．日本看護協会出版会，2004．
- 風野春樹：電子カルテに足りないもの—精神科電子カルテの可能性と限界．こころの科学，121（5），2005．
- 杉本なおみ：医療者のためのコミュニケーション入門．精神看護出版，2005．
- 南裕子編著：アクティブ・ナーシング 実践オレム—アンダーウッド理論—こころを癒す．講談社，2005．
- 日本精神科看護技術協会監修：実践精神科看護テキスト13 精神身科薬物療法看護．精神看護出版，2008．
- 厚生労働省：重篤副作用疾患別対応マニュアル（http://www.mhlw.go.jp/topics/2006/11/tp1122-1.html）
- 本橋伸髙：ECTマニュアル—科学的精神医学をめざして．医学書院，2000．
- 武井麻子，末安民生ほか：系統看護学講座 専門分野Ⅱ 精神看護学1．医学書院，2009．
- 田中美恵子編著：精神看護学—学生—患者のストーリーで綴る実習展開，医歯薬出版，2001．
- 丹羽真一編：やさしい統合失調症の自己管理．医薬ジャーナル社，2009．
- 熊谷直樹ほか：読んでわかるSSTステップ・バイ・ステップ方式．星和書店，2008．
- 林直樹責任編集：専門医のための精神科臨床リュミエール9 精神科診療における説明とその根拠．中山書店，2009．
- W.アンソニー，M.コーエンほか著，高橋亨，浅井邦彦ほか訳：精神科リハビリテーション．マイン，1993．
- 坂野雄二：認知行動療法の基本的発想を学ぶ．こころの科学，121（5），2005．
- 坂野雄二：認知行動療法．日本評論社，2000．
- 日本精神科看護技術協会：平成19年度障害者保健福祉推進事業障害者自立支援調査研究プロジェクト報告書「精神障害者の退院と地域生活定着に向けた医療福祉包括型ケアマネジメントのあり方の検討」（主任研究員・末安民生）．2008．
- 今後の精神保健医療福祉のあり方等に関する検討会：精神保健医療福祉の更なる改革に向けて．2009．
- 〈特集〉代理行為を見直す．精神科看護，32（5），2005.5．

- 〈特集〉説明責任と納得の医療．精神科看護，31（11），2004.11．
- 日本精神科看護技術協会監修：精神科看護の専門性をめざして（専門編）．精神看護出版，1997．
- 相馬厚：精神科看護師必見！　情報収集のための観察ポイント．精神科看護，26-31，33（10），2006.10．
- 坂田三允総編集：精神看護エクスペール3　身体合併症の看護．中山書店，2004．
- 日本精神科看護技術協会監修：実践精神科看護テキスト18　精神科身体合併症看護．精神看護出版，2008．
- ローナ・ウィング著，久保紘彦ほか訳：自閉症スペクトル―親と専門家のためのガイドブック．東京書籍，1998．
- 松下正明監修：エクセルナース　実践的看護のための病棟・外来マニュアル11．メジカルレビュー社，2004．
- 日本精神科看護技術協会監修：実践精神科看護テキスト12　精神科訪問看護．精神看護出版，2007．
- 相沢和美編著：これで大丈夫！　精神科訪問看護はじめてBOOK．精神看護出版，2010．
- 安西信雄ほか：地域ケア時代の精神科デイケア実践ガイド．金剛出版，2006．
- 水野雅文・村上雅明・佐久間啓：精神科地域ケアの新展開．星和書店，2004．
- 中西睦子監修：看護管理学．建帛社，2007．
- 日本精神科看護技術協会監修：実践精神科看護テキスト7　看護管理／医療安全／関係法規．精神看護出版，2007．
- 全国保険医団体連合会：2007年医療法改定　医療安全管理義務化等への対応．月刊保団連臨時増刊号，945，2007.9．
- 〈特集〉情報開示と個人情報保護．精神科看護，32（2），2005.2．
- 〈特集〉地震・火災発生時！　そのときどうする．精神看護，11（1）2008.1．
- 内閣府防災情報：http://www.bousai.go.jp/5jishin/index.html
- 日本医療機能評価機構：病院機能評価　統合版評価項目　Ver.6.0．
- 日本精神科看護技術協会監修：実践精神科看護テキスト8　看護教育／看護研究．精神看護出版，2007．
- 日本精神科看護技術協会：精神科における新卒新人看護職員の到達目標および指導指針，2006．
- 〈特集〉看護研究を倫理的に進めるために．インターナショナルナーシングレビュー，27（2），2004.4．
- 亀岡智美：看護研究における個人情報保護．看護，臨時増刊号，56（7），68-71，2004.5．
- 井部俊子・中西睦子監修：看護管理学習テキスト8　看護管理学研究．日本看護協会出版会，2010．
- 及川慶浩：臨床ナースの知って得する研究発表のジョーシキ・非常識．臨床看護，36（1），118-121，2010.1．
- 厚生労働省：新人看護職員研修ガイドライン（http://www.mhlw.go.jp/shingi/2009/12/s1225-24.html）
- 吉浜文洋：臨床の看護者による臨床のための看護研究．精神科看護，28（10），8-13，2001.10．

※上記の文献は『精神科看護ガイドライン2011（冊子版）』作成に際し参考にしたものです。なお，【Advance】【Q&A】【事例】作成に際し引用・参考にした文献は各項目の最後に記載しております。

詳説・精神科看護ガイドライン

2011年 9月15日　第1版第1刷発行
2016年11月25日　第1版第2刷発行

監　修　　特例社団法人日本精神科看護技術協会
発行者　　水野慶三
発行所　　株式会社精神看護出版
　　　　　〒140-0001　東京都品川区北品川 1-13-10
　　　　　ストークビル北品川 5F
　　　　　TEL 03-5715-3545　FAX 03-5715-3546
印　刷　　株式会社スキルプリネット
表　紙　　イオジン

Printed in Japan　ISBN978-4-86294-041-4 C3047　©2011　精神看護出版

●落丁本／乱丁本はお取り替えいたします。
●本書内容の無断複写は著作権法上での例外を除き禁じられています。
●本書に掲載された著作物の複製・翻訳・上映・譲渡・公衆送信（データベースへの取込および送信可能化権を含む）に関する許諾権は，小社が保有しています。